峨眉学丛书·峨眉医学流派丛书

周潜川方药养生文集

周潜川 ◆ 原著

赵宇宁 整理

刘艳辉 严洁 陶玉雪 协助整理

人民卫生出版社

·北京·

图书在版编目（CIP）数据

周潜川方药养生文集 / 赵宇宁整理 . —北京：人民卫生出版社，2023.12

ISBN 978-7-117-35054-9

Ⅰ.①周… Ⅱ.①赵… Ⅲ.①养生（中医）– 验方

Ⅳ.①R212 ② R289.5

中国国家版本馆 CIP 数据核字（2023）第 134889 号

| 人卫智网 | www.ipmph.com | 医学教育、学术、考试、健康，购书智慧智能综合服务平台 |
| 人卫官网 | www.pmph.com | 人卫官方资讯发布平台 |

周潜川方药养生文集

Zhou Qianchuan Fangyao Yangsheng Wenji

整　　理：赵宇宁
出版发行：人民卫生出版社（中继线 010-59780011）
地　　址：北京市朝阳区潘家园南里 19 号
邮　　编：100021
E - mail：pmph @ pmph.com
购书热线：010-59787592　010-59787584　010-65264830
印　　刷：北京盛通印刷股份有限公司
经　　销：新华书店
开　　本：710×1000　1/16　印张：10.5　插页：4
字　　数：166 千字
版　　次：2023 年 12 月第 1 版
印　　次：2024 年 2 月第 1 次印刷
标准书号：ISBN 978-7-117-35054-9
定　　价：65.00 元

打击盗版举报电话：010-59787491　E-mail：WQ @ pmph.com
质量问题联系电话：010-59787234　E-mail：zhiliang @ pmph.com
数字融合服务电话：4001118166　E-mail：zengzhi @ pmph.com

谨以
"峨眉医学流派丛书"

纪念
周潜川医师诞辰两甲子
廖厚泽医师诞辰一百周年
王高银医师诞辰九十周年

礼敬峨眉　缅怀先贤　传承经典　仁心济世

致　谢

◇

有着近千年历史的峨眉医学，能够在今天再度焕发熠熠光辉，卷帙浩繁的峨眉医学典籍也得以重新整理、编辑、出版，既有峨眉后学的不懈努力，也离不开众多传统医学界同仁的扶持和帮助。

在此，诚挚感谢胡海牙、钱超尘、徐文兵、孔令谦、陈庸、刘炽京、韩晓东、黄作阵、庞东辉、赵百孝、马咏岚、傅嵩青、顾轶群、黄小雄、宋浩等先生的鼓励与支持。特别鸣谢罗炳翔、寿小云、许跃远、王彤江、吴宇标、邬谨鸿、常力申、赖世伦、蔡淑妃、范安娜、韩冰、赖建祥、吴凡伟、张居能、周益、唐尧、陆洋、陈启华、秦立新、荣文舟、梁伊妹、李海华、刘天君、侯中伟、姚卫海、张广中、黄雅莉、张苍、王彤、金亮、董俊、郑艳、田琴、王大业、邵广兴、林玲、赵勇、苗德根、张辉、阮光明、杨晨光、李彦东、卿三贤、方芳、何巍、沈沛民、赵阳、陈敏、赵林华、刘小雨、王中平、苏有余、朱文革、赵红梅、赵炜、吴尚纯、曹然、张俏、龚明哲、王莉、刘加申、曾红、贺东、陈嗣浩、迟歆、王晓军、邹德玲、徐树春、马中凯、马万欣、李素娟、付帮泽、龙帅江、陈娜、单宇宁、胡朝阳、高慧芬、唐风祥、徐金巧、秦瑶、周少慧、张述亭、倪娅文、安栋、左亚忠、王昭儒、高秀慧、赵海蓉、赵文耕、宋海云、魏瑞娟、王丽、张江、王茜、农汉才、程海松、陈辉、吴雅文、冯安琪、李雨飞、陈美、Heidi Lee（以上排名不分先后）等一众同仁的扶助与襄理。

“峨眉医学流派丛书”编辑委员会

2023 年 5 月

峨眉学·峨眉医学概述

蜀国多仙山，峨眉邈难匹！
昆仑发脉来，神矣更奇哉！

昆仑山北岭分为秦岭和岷山，岷山发邛崃蜿蜒而至峨眉突起三峰——金顶、千佛顶、万佛顶，于大渡河与青衣江之间雄秀西南而成山之领袖。峨眉山 1996 年被联合国教科文组织列为"世界文化与自然遗产"，成为全人类宝贵的精神文化财富。

峨眉学研究会是中共峨眉山市委宣传部主管的以世界文化与自然遗产峨眉山地区为研究对象的学术机构。按照"全球视野、中国典范、峨眉味道"的发展定位，紧紧围绕峨眉山市历史文化、民俗文化、宗教文化、武术文化、茶文化、地理文化、诗书画文化、中医药文化、饮食文化等开展研究。旨在挖掘、传承、利用、推广峨眉文化，提升文化软实力，推进文化产业发展。

峨眉学研究的成果均以"峨眉学丛书"的形式公开出版展现。以周潜川医师及其后人、廖厚泽医师、王高银医师为代表的峨眉医学，自宋代峨眉山白云祖师创立，发端于峨眉山传播中华至今已有八百余年历史，特色鲜明，传承有序，其学术理论与传统中国哲学思想一脉相承，其实践应用与武术、茶食、道地药材息息相关，是峨眉学的重要组成部分，也是峨眉学研究的重点课题。

峨眉学研究会
2023 年 5 月

"峨眉医学流派丛书"序

钱超尘

人生天地，顺乎自然。《列子》言："一体之盈虚消息，皆通于天地，应于万类。"然人之所受"燥湿、寒暑、风雨、阴阳、喜怒、饮食、居处"（《内经》）皆可致病，而医药砭石遂生。医者有救死扶伤之德，先贤有立言传道之功，是以越人、仲景一众大德，著书立言，阐发医理，济育群生者至今。

华夏文明千载矣，大医青史标名如秦越人、华元化、张仲景、葛稚川、孙思邈、钱仲阳、李东璧、叶天士者不知凡几。更有门类、学派一脉相传至今者众。然岁月更迭，时移世易，乃令诸多医理技法阙漏错失，甚者湮灭无迹，令后人扼腕不已。

峨眉丹道医学，始自宋之白云祖师，由道入释。传至今日，已历八百余年。丹医之源起，盖宗门辅助修真乃有之，陶弘景《辅行诀》中云"凡学道辈，欲求永年，先须祛疾，或有夙瘤，或患时恙，一依五脏补泻法例，服药数剂，必使脏（气）平和，方可进修内视之道"。丹道医学，历经贤达，集腋成裘，口授耳传，终成元珠。

周公潜川先生，四川威远人。公少而徇齐，四龄即随祖父蒙学，习四书五经、诸子百家，后留学英国，学贯中西，任教黄埔，后弃军政，于四川成都银行任上为筹抗战物资积劳成疾，罹患重症，中西罔效，幸得峨眉高僧永严法师救治，遂弃世间事，从永严法师入蜀山、登峨眉，闭关金顶、潜心修学。永严法师以峨眉丹医秘法及修真精要倾囊相授，民国第一丙戌中秋节赐周公潜川号"镇健"，后传衣钵是为峨眉宗第十二代衣钵传人。潜川公精通英语、德语，兼习藏文、梵文、拉丁文。于医学、养生之法，所知广博，著述甚多，有《气功药饵疗法与救治偏差手术》《峨眉十二庄释密》《峨眉天罡指穴法》，又有《丹医语录》《丹道概要》《养生学讲义》《分经候脉法》等讲学手稿于弟子处，乃使后学不至有遗珠之憾。

周公潜川之学说，现宝刹于毫端、纳须弥于芥子，探赜钩玄、知行一体，究天人合一之道，通阴平阳秘之术，成一家之学，著成济世之典，惠及后人无数。

周公潜川弟子廖厚泽先生，湖北兴山人，世传中医，思捷智敏，先后师从湖北名医王慈臣及峨眉潜公。廖先生自从医以来，于古今方略、丹道医学，无不潜心研究，且融会贯通，法古而不泥古，脉理精细，洞见症结，方药奇验。嗟乎！周公潜川罹难，廖先生亦困于形势，生活坎坷，历经沧桑，先生常自憾所学未能广施予病者。至晚年敦履璞沉，以医药为德于世，课徒授业，扬扢隐奥。廖先生毕生勤俭，不计名利，潜心内学，课徒严谨，而今弟子广而成材，处方辨证，受益者众，先生未及之愿，乃有众弟子服其劳。

时值周公潜川先生诞辰百一十年、廖厚泽先生诞辰百年之际，赵宇宁医师等峨眉一众后学将周、廖两位先贤所遗手稿整理校对，并前已出版之峨眉丹道医学著作，辑成十余卷，以丛书形式付之刊行，乃令华夏岐黄一支，峨眉丹道医学得以重现世间，广益众生。

余得其稿之一二，反复参详，其色脉症候之理，针砭药石之用，阴阳虚实之辨，君臣佐使之协，医界同侪有鉴识者，按图索骥，学之用之，足以解惑指迷。而道必待人以行，书必得人以传，其术纵不能起死回生，亦当有扶危救困之功、辅行修真之效。故此丛书面世，意义之重大，可为一时指司南，为百世作津筏也。

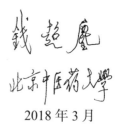

钱超尘
北京中医药大学
2018 年 3 月

周怀姜序

　　祖国医学源远流长，学派众多，历代医家从大自然、社会环境及日常生活中总结了无数经验，并逐渐形成了很多不同的流派。宋代丹道医家白云祖师在扁鹊、华佗、魏华存、葛洪、陶弘景、孙思邈等历代丹道医家不断积累的基础上结合自身修证正式创立了峨眉丹道医学流派。在此后的八百年间，峨眉医学一直在宗教界和民间极少数人中保存流传。其学术体系较少受到其他学术流派的影响，不仅比较完善地保持了传统"丹道医学"的本来面貌而且相对完整地保存了中国传统中医的样子，可谓宋以前古典中医的活化石。峨眉医学影响广泛、内容丰富、系统完整，其内容不仅包括中医学还涉及佛学、道学、武术、导引以及营养、体育、生态、环境、社会、音乐、书画等各个方面，既有精深的理论，也有广泛的实践应用。其内容大体如下。

　　医理医术部：阴阳大论；大五行与小五行论；脏腑内景气化论；经络浮支与里支内照图；全身经穴考证与一百零八奇穴秘验；望形与望神气术；二十部正奇经道分经候诊法；峨眉内景推拿——天罡指穴法内功导引按跷术；九针与金丝盘龙针法；中医丹药秘制法与炼丹术；峨眉丹药秘传——玄门四大丹；峨眉丹药秘传——八十一小丹；草药采制与运用。

　　导引武术部：峨眉十二庄；峨眉法济功；峨眉筑基庄；峨眉五脏大导引；峨眉脏腑小练形；峨眉六大专修功；峨眉专修小功法；峨眉周天搬运法；峨眉归一清净法；峨眉对症药饵气功疗法；峨眉纽丝拳及三十六字诀；雷公拳；峨眉剑；峨眉棍。

　　食医药饵部：荤腥门；素净门；血肉品、草木品、菜蔬品、灵芝品、香料品、金石品等；糕点、酥酪、膏露、清蒸、红烩、粉蒸、烤炸、溜炒、焖炖等；五脏虚实食医补泻原则及菜品；常见疾病食医调补原则及菜品。

汇通珍藏部：少林派达摩易筋经气脉内景十二式；武当派太极功九圈十三式；青城派二十四节气丹药服饵导引修养法；华山派睡功与松针不老丹；天台宗六妙法门与昆仑派崆峒派绝学；太阳宗火龙功；丐帮叫花功；华佗五禽戏（又名五禽图）。

峨眉宗谱第十代衣钵传人果法师传永严法师为第十一代衣钵传人，永严法师传先父周潜川为第十二代衣钵传人。上世纪四十年代，先父出川，著书悬壶沪杭，五十年代应卫生部郭子化副部长等社会贤达联合邀请来京，后因故于山西辞世。先父一生致力于使八百年来秘传的峨眉医学走入民间，普济苍生，为大众服务，多有著述，旧论如下。

1.《丹医语录·阴阳大论品第一》

2.《丹医语录·证治大法品第二》

3.《丹医语录·针灸大法品第三》

4.《丹医语录·骨伤科大法品第四》

5.《丹医语录·外科大法品第五》

6.《〈黄庭经〉授业笔记第六》

7.《〈天罡指穴法〉授业笔记第七》

8.《丹道概要》

9.《"玄门四大丹"秘授》

10.《"玄门九九八十一小丹"秘授》

11.《毒龙丹证治应用法》

12.《气功药饵疗法与救治偏差手术》(已出版)

13.《峨眉十二庄》

14.《峨眉十二庄释密》(已出版)

15.《分经候脉法》

16.《养生学讲义》

17.《养生学问答》

18.《农村医药三十门》(已出版)

19.《〈内经知要〉述义》(已出版)

20.《望神气术》(又名《望诊240条》)

21.《伤寒心法十诀、温病心法十诀》

22.《试论王叔和》

23.《四川草药简辑》

24.《峨眉白云禅师考》

25.《医易大要》

26.《太素脉法评介》

27.《三焦论》

28.《三消论》

29.《经络"里支"内照图》

30.《癫、狂、痫三大证治心法》

31.《考〈奇经八脉考〉》

32.《〈神农本草经百种录〉补注》

33.《胎胪旨要》

34.《改进人类素质之设想》

35.《验方回忆录》

36.《医学密典》(未完成)

中华文化，最重传承，然世风日下，人心不古，欺世盗名者众，将先父旧论、峨眉绝学，断章取义、拆解混淆、穿凿附会，贤否杂糅，未得印证，广布流行，以愚学者，贻误众生，为正道所不齿，惟愿学者，福慧双全，细加分辨。获悉先父得意门生廖厚泽、王高银师兄门人将先父部分著述及后学著述收集整理，校订文字，合辑出版，彰显正法，传峨眉绝学，圆先父夙愿，燃灯烛隐，广传正道，甚为欣喜，故为之序。

周怀姜

"峨眉医学流派丛书"前言

一、丛书的缘起

峨眉医学，又称峨眉丹道医学，自宋代白云祖师建立，传承至今八百余年，法脉清晰、谱系明确。因其传承方法独特，很少受到后世空运五行、附会阴阳等思想的影响。峨眉医学较好地保存了汉唐中医学的原生态本来面目，是古中医学的活化石，对于中华医学版本库的多样性具有保障、支撑作用。于此峨眉十二代宗师周潜川医师两甲子诞辰将至，恰十三代传人廖厚泽医师诞辰一百、王高银医师诞辰九十周年之际，峨眉十四、十五代后学，汇集八百年学术传承，整理集结"峨眉医学流派丛书"正式出版，愿告慰先师，接引后学，传承经典，惠泽众生。

二、峨眉医学的内涵

"峨眉医学"释名：峨眉医学不仅是一个地理概念，也不仅是一个区划概念，更是一个传承概念。峨眉医学因在峨眉山秘密传承八百余年而得名，学术体系在形成之初，即是传承了以黄庭内景为主体，吸收了各家所长的汉唐古中医体系，在白云祖师住锡峨眉山之后，以特有的传承方式保存了八百年，这无疑对这门医学学术的完整性起到了很好的保护作用，在此期间经历代宗师博极医源，精勤不倦，恪守戒律，严谨传承，以致今天我们仍然能够从此一窥古中医之原貌。然而，医学是必然要服务于大众的，从周潜川先生下峨眉，著书、讲学、悬壶、课徒，峨眉医学即以古中医活化石的身份重入世间，得之于民，还之于民，沧海遗珠，重放光彩。

"丹道医学"释名：峨眉医学与世传医学体系不同，强调内证内景，属于丹道中医的重要流派。"行内丹以明经脉气化，合外丹以备丹药本草，内外相得是谓丹道医学"。通过传统内丹术的修为成就内观，验以内证，形成内景，进而明了人体内部的脏腑关系，经络循行，气脉周流，增加对人体内部和内外相关性的认识，略同于以非侵入性观测手段实现现代医学解剖学、生理学等相关学科内容。以炉鼎的方式，依据不同植物、动物、矿物的特点，通过特殊的炮制加工工艺增强或改变它们的治疗特性，甚至实现化合、分解、提炼等不同目的，与西方古典炼金术同出一源，略等同于现代化学、动植物学、制药学等相关学科内容。

很多人认为峨眉医学既然是丹道医学，那么它的珍贵之处就在于四大丹八十一小丹的丹药制炼应用体系。但实际上，峨眉医学以可重复的内证内景为"体"，以经脉、气化为核心的整体观为"用"，以阴阳体用不二非一的辩证观为"能"，以落在实处实事求是的唯物观为"所"。而峨眉的望诊候诊系统、内外丹药系统、本草采制系统、经方时方系统、针灸砭熨系统、正骨理伤系统、按跷导引系统、食物药饵系统、体育武术系统、星相堪舆系统、音乐书画系统、茶学香道系统等诸多系统只是在此基础上的"用上起用"罢了。

三、峨眉医学的传承特点与文化精神

对比当代以动物实验为基础的医学研究，传统医学是具有明显优越性的。峨眉医学自建立之初即秉承历代先贤之"内观 - 内证 - 内景"传承模式，历代传承人皆在"静息内观"的基础上，获得"自证内景"，与宗门传承之"师传内景"相参合印证，再以之指导临床诊疗，以疾病为对象实现临床验证，观察疗效，将从疾病治疗中归纳总结的信息，以自身为试验场，以"反观内证"为实验方法，再次印证传诸后学，并由后学在此基础上重复以上路径。因此，峨眉医学八百余年传承历史就是不断重复"静息内观 - 内证内景 - 临床验证 - 总结归纳 - 反观内证"的验证模式，并在这个模式基础上不断螺旋式上升的历史。

纵观历史，峨眉医学的传承方式一贯秉承"修证与济世并重""传承与开源合一"的原则。虽然峨眉医学自宋代建立，但在此之前，原为宋代将军的白云祖师即尽得魏华存、葛洪、陶弘景、孙思邈、司马承祯等先贤所传承之具有汉唐医学特点的秘传学术体系。后负技云游天下、悬壶济世，与当时其他众多古典医学流派交流学习，以自身内景功夫详加验证，融会贯通，历尽天下山

川，云游至峨眉山见佛光而和光同尘，证悟"不二非一"，进而圆融无碍。由此可知立派之初便是"修证与济世并重""传承与开源合一"。在此后的八百余年传承过程中，峨眉医学以极严苛的戒律法度和宗门体系特有的内景传承方法，护持了固有体系的精纯，保持了立派之初的本来面目。同时重视开源，设立汇通珍藏部，与后世武当、少林、全真等各流派互相交流学习，并将交流学习所得内容以原生态的形式保存下来，保证了传承的清晰、严谨、可靠，至今某些原流派已湮灭不存的东西，依然可以在峨眉医学汇通珍藏部找到当初记载的原貌。峨眉十二代宗师周潜川医师沿袭峨眉传承特点，像历代传承人一样，以内功实现内证、以诊疗完善外功，"修证与济世并重"，除了保持峨眉医学固有体系以外，又参考了当世代表性医家学术特点，并借鉴西方现代医学、物理学、化学等多学科，以科学研究的精神、严谨求实的态度，内证与外证并举，进一步实现了峨眉医学体系的现代化解读，为进一步以世人更易接受的方式传承汉唐古典医学开辟了路径，实现了峨眉学术传承与开源的合一。

"峨眉医学流派丛书"不仅是一套医书，也能反映历史记载和文化传承，不仅为我们提供了需进一步挖掘与再认识的文化本身，而且更应该被当作文化载体来看待和使用：通过研读学习古人走过的研究道路及其思维方式，在遵循科学精神的同时为当代医学与科学提供灵感，在体现学术共同体内部传承的同时成为摒弃文化差异看待医学与科学的经典案例。

本丛书汇集峨眉医学十二代、十三代诸位先贤已刊、未刊著作和十四代、十五代后学的传承研究著作，集结为十余册陆续出版。先贤著作以最初版本、原始手稿和亲笔校订为基础，严谨求实，尽力保持传承文献的原貌；后学著作以学术研究的精神，整理总结我们数十年来潜心峨眉医学的学习心得和应用体会，力求语词规范、逻辑清晰、表达准确，结合临床，使从学者易学易懂、易于掌握。

医学者，性命所系；修持者，慧命所寄，"唯用心精微者，始可与言于兹矣。"兹事体大，天道昭彰，何敢不审谛覃思，严谨精专！愿以此告慰峨眉历代祖师，礼敬峨眉！

赵宇宁

庚子中秋于峨眉山归云居

"峨眉医学流派丛书"编纂说明

———◇———

"峨眉学丛书"分系之"峨眉医学流派丛书"收录了峨眉医学十二代、十三代先贤部分已刊、未刊著作和峨眉医学十四代、十五代后学传承、整理、编辑、研究的学术资料。希望通过本丛书严谨、求实、客观、比较全面地展示峨眉医学的学术面貌。

峨眉医学自十二代宗师周潜川先生1959年公开出版第一部著作至今一甲子有余，周潜川先生及其传人廖厚泽先生、叶涤生先生的著作海内外刊行数百万册，学术影响至今依旧深远，祈学者众，但善本一书难求。我们得到了周潜川先生后人、廖厚泽先生后人的特许授权，并受赐大量原始文献、珍贵资料，使我们得以将先贤著述重新整理、校订，集结出版，力求还原先贤学术原貌，以飨读者，流传后世。

周潜川先生公开出版过的著作，均以第一版为基础，原则上以周潜川先生原稿内容校订，原则上修改内容均以周潜川先生朱笔丹书为准，并首次公开部分周潜川先生朱笔亲撰、朱笔批注资料照片以为纪念，供后学瞻礼。医学导引内容单独汇编成册出版。

周潜川先生未公开出版过的著作，以原手抄稿、油印稿、铅印稿内容为基础，原则上以周潜川先生原稿内容校订，孤稿则单独严谨校订。

廖厚泽先生公开出版过的著作，均以第一版为基础，以廖师在世时的电子文本版校订，请当时廖师指定的两位特约编辑牵头组织回顾校勘。

廖厚泽先生未公开出版过的著作，以原手抄稿、油印稿内容为基础谨慎校订，并附廖厚泽先生亲笔原件照片，以供后学缅怀。

周潜川先生、廖厚泽先生著作中动作、手型、经络、药物等图片，受当时历史条件限制，清晰度较低，为便于读者学习，我们在保留原图的基础上，补充高清晰度图片，以供读者参考使用。

为保证先贤著作校订品质，每本著作的校订工作均由峨眉十四代后学中的多位高年资执业医师与专业医学编辑组成的该册整理小组完成。外文版由中医学专业的峨眉医学外籍后学承担翻译工作。整理过程中遇到的疑问和不确定内容则向前辈求教，以前辈垂教为定稿。

峨眉医学十四代、十五代后学著述本着实事求是、严谨求实的学术精神，本着对峨眉医学传承负责的态度，将自己耳濡目染跟师学习到的峨眉医学内容和临床应用体会和盘托出，条分缕析，详尽解读，从学习者的角度出发娓娓道来，为接引后学登堂入室，进入峨眉医学殿堂开辟便捷的路径。

丛书编委会

2023 年 5 月

周潜川传略

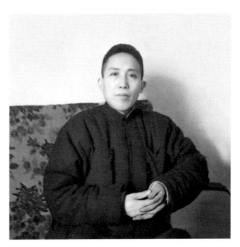

周潜川先生

（20世纪60年代初摄于山西太原）

（一）个人简历

周潜川（1910—1971），号镇健。男，汉族，四川威远人。生于书香世家，自幼受中国传统国学教育，习儒家经史及诸子百家。少年时代入教会学校——培德高等职业学校学习西医、英语及拉丁语（后该校南迁停办）。周潜川医师成年后考入四川陆军军官学校工兵科，毕业后留军中，并赴英国留学。1940年脱离军界，在四川省银行成都分行任职。1942年，因大病，中西群医束手，经峨眉高僧永严法师治愈，遂师从永严法师、黄子篯先生等先贤，参悟医道，兼修各家，继承了传承悠久、理法独特的医学流派——峨眉丹道医学，并成为峨眉派的第十二代宗师。抗战结束后，周潜川先生课徒授业，悬壶济世于川、沪、杭、京、晋等地，从事中医临床及中医基础理论等的研究，著有《气功药饵疗法与救治偏差手术》《峨眉十二庄释密》《峨眉天罡指穴法》《农村医药三十门》等著作。1964年"文革"前夕，不幸罹入冤狱，1971年病故。后彻底平反。

(二) 专业特长

周潜川先生继承了在中国秘传近千年的峨眉丹道医学学术体系，精通医、释、道、儒、武等诸家经典，理法精深广博，独树一帜，尤其在大小导引、针灸、丹药、草药以及阴阳论、经络论、气化论等很多方面建树独到，自成一家。他率先开展了经络研究、食饵疗法、南药北移、丹药草药的临床运用与研究等多项工作。在临床上，他倡导在经络整体观的基础上形成诊断，按跷推拿、针砭艾灸、丸散膏丹、药饵导引，依法次第、综合施治，主张"上工治未病"。他以一生的实践，得到学界和人民的高度评价。1985年，时任卫生部中医局局长的吕炳奎同志在一次讲话中说：周潜川是我国气功界的一位代表人物［见《山西通志·体育志》(第1版第38页)，中华书局1995年2月出版］。周潜川八十冥寿之际，日本出版《峨眉十二庄》日文版，以作纪念，尊之为中医、养生、丹道名家及中国当代华佗。

(三) 学术渊源

早年在教会学校学西医，后随峨眉派临济宗十一代传人永严法师修习丹道内景证悟医学，并从黄子篯居士学习中医。以内视、内证、内景精研"气化论"和"经络论"，进而形成独树一帜、理法圆融的丹道医学、养生体系。

(四) 学术思想

周潜川医师秉承古圣先贤"人心惟危，道心惟微，无为尔识，允执厥中"的思想，推崇《黄帝内经》《黄庭内景经》等经典，强调以内景功夫为基础的阴阳观、整体观、气化论和经络论。主张天人合一、唯物辩证地认识人体和疾病，预防、治疗、康养并重，导引、食饵、药物并举。

(五) 学术成就

1.《气功药饵疗法与救治偏差手术》，240千字，山西人民出版社1959年出版，后多次再版。

2.《气功药饵法全书》，香港太平书局1962年出版。

3.《气功疗法全书》，台湾大孚书局1987年出版。

4.《峨眉十二庄释密》，88千字，山西人民出版社1960年出版，1983

年再版。

5.《动功、静功的炼功方法》，收入《气功精选》，人民体育出版社1980年版。

6.《气功的纠偏方法》，收入《气功精选》，人民体育出版社1980年出版。

7.《峨眉十二庄》，收入《气功精选》，人民体育出版社1980年出版（收入周潜川的著作2.8万字）。

8.《气功药饵疗法答问》，收入《气功精选续编》(共2.6万字)。

9.《峨眉天罡指穴法》，129千字，山西人民出版社1985年出版。

赵宇宁　整理

周仪甫　审定

周潜川医学思想

先生特别强调祖国医学理论核心——阴阳五行学说，他认为阴阳两判、五行攒簇乃至廿部正奇经道及药物"性味学说"等非无稽之论，实属"有部"也。知此了此，始足以言医药之全，庶不致杀人于无形。他的《阴阳大论》虽 20 余万言，但实可以"体、用、能、所"四字赅之。体者，体系也，即事务的一体之二面、可分而不可分的内在关系，故曰"不二而又非一"。用者，用场也，阴阳学说不仅用于生命科学，也用于政治、经济、军事、文化等，也可用之于观动静、察常变、论有无、知进退、决趋避乃至作预言等。能者，能力也、能量也、本能也。所者，所及也、所事也。柜之"能"为"容"，贮之以不同之物曰"所"。防风通圣丸，其"能"为清热除湿，其治憎寒壮热、腰酸腿痛之功曰"所"。阴阳在宇宙间有相互为用之"能"，从而产生新事物之"功"曰"所"。

他认为：五行学说是科学的，是中医生理、病理、医理、药理多层次的抽象，其中也包含气化论、经络论、标本论、逆从论等若干论点，甚至包括了生物进化中的天人感应观（详《内经》）。力辟近人所谓"五行不过是五种物质的代称"的说教。

阴阳五行更深入的"次第"是"气"的一元论，即《内经》所谓"如环无端"的整体论，亦即所谓"太一、太初、太始、太素"的抽象演绎。在他看来，阴阳学说只是辩证观，而由阴阳五行推到"气"的学问时，才是整体观。古人所谓"帝者法太一，王者法阴阳"（见《淮南》《吕览》等书）之说，实乃形象地比喻"气"与"阴阳"的层次分野。苟不通"气"学，曷以已疾！

阴阳五行学说本起于古代医学哲人，即所谓"黄老之学"。后世医道分流，以致习医者不通哲学，习哲者昧于医道，衍变之余，医学与"内景功夫"进而再次分流，各执一端，分道扬镳，难总其成，殊属可惜。夫中医理论之建立，追溯远古，可说全由"内视功夫"观照总结而来。其不同于西方医学者，彼重"形质"（如死尸解剖、动物实验、试管培养等），倚重外求；而我重"气化"，内取诸身，结合临床，相互印证以成论。故其体系独特，而所谓独特者，是相对于机械唯物主义而言，非以玄谈为独为特也，此实缘于"方法论"上的先天差异所致。故欲了知中医之秘，必通"内景功夫"，而炼气家欲至上乘，亦必通晓古典中医各论，故他主张"医气合流"，良有以也。湖南省参事、中医爱好者滕敬侯先生听了周先生的《阴阳大论》讲座后，曾赠诗如下。

其一：阴阳大论四座倾，高山流水赋流形；李白白饶丹砂趣，何幸今日有葛洪。

其二：学儒不为孔家囚，言气亦非道者流；三家活泼皆自在，阳春白雪映曹刘。

古典医籍里有许多所谓"密部经论"（俗称"隐语"或"遁词"），这是历史的产物。在注释医经时，必须审慎考证，消除以经解经、以讹传讹、牵强附会、望文生训之流弊。不懂之处，可以存疑，不可妄自扬弃或删截。但其中少量糟粕，亦必须剪除。中医理论上的重大学术问题，如三焦形名、脉学原理、伤寒病理之中医观等，他都有自己的独到见解，大都散见于以上《丹医语录》之中。例如，周先生定三焦即胰脏，数据具体，令人折服，千古秘奥，功在岐黄。

他最反对江湖俗子，曲解经文，窃传所谓"阴阳采补之术"，他的修炼内传口诀是"采自自身药山"，何必外求。情动则腺至，元精既成败精，苟强行忍精，必致败精内蓄，而罹腺肿，必不救。两败俱伤，何益养生。若情发之有节，自无患而益寿也。

先生课徒，注意实证及基本功，例如从他学医者，必先习按跷导引术，进而习动、静两功，然后才授针灸（他的内传针法为蟠龙金针术，针长盈尺而无柄，盘绕于大指，以大指次指练就的一种蛇行蠕动手法，缓缓送入病家体内，而病家竟无所知，可针眼底，亦可由百会进针，由下颌拉出，以救厄疾）。然后才授内外两科阴阳证治大法。其殆于按跷气功之学习者，多难以接受其针药之秘要。

他尝告诫学人，自己不敢吃的药，绝不准滥开给病人服用，丹药尤其如此。夫丹者，单也。少量金石之品有单刀直入之效，然用之不当，其副作用亦非凡响。故丹药之用，亦必本中医基本"理、法、方、药"之规范，不可以一驭万，庶不致沦为铃医走方之辈，有厚望焉。

先生授业，以鳏、寡、孤、独、穷、残、良、智等八类人为限，但前六类必须具备后二类之品质，其不属前六类者，但品质善良又具慧根，尤当传授。他授徒从不取值，经济困难者，反补助衣食，受其惠者，大有人在。对徒辈品行，要求极严，虽"三年困难时期"，亦不准打扰病家，肚子吃不饱，在他家偶尔填补，他反乐而无怨。

周潜川医师后学

廖厚泽医师传略

廖厚泽先生，为今之良医也，系丹道学范，中医宗风学者，一代仁贤，是周潜川先生高足。

先生是湖北兴山县人，世传中医。早年师从兴山名医王慈臣老先生，学《伤寒》理法，参同医宗并怀达仁之智。15 岁离乡，值遇抗战，辗转鄂、川、贵，完成学业，后入民国海军学校学习天文、航海、海道测量等科，并著述了一些有关专业书籍，现存于国家图书馆。新中国成立后，听从国家安排，于青岛海运局和中央交通部任工程师，为我国海事和海外贸易做出了很大贡献。

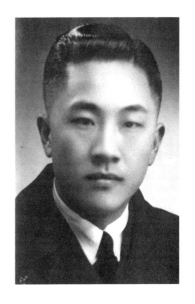

20 世纪 50 年代，先生再度事医，叩教于周潜川先生，1961 年经中央组织部批准从交通部调往山西省中医研究所工作，追随周潜川先生，得其丹医内脉之传，深宣岐黄玄奥。时为周先生抄写手本，整理医案，得先生神会之授。安危妄常，晨昏不歇，秉承仁德。丸散膏丹，汤石针械，历勤操修。后因受错误处理，廖先生被暂停行医，生活无着，先生犹以一身之医术，未能为众生服务而引为憾事。

先生继承丹家医脉，以峨眉丹医理论参契祖国医学之生理、病理、医理、药理，以及脉、诊、证、候。一生勤勉，积功累行，行医之中，以德立法，平心待人，处方辨证，无丝毫松懈。遣方用药，贵在精微，少少几方，略加调剂，则可疗诸种病证，使患者耗财无多，服药无厌，而能收到奇异疗效，中医心法尽现其中。

先生秉承周潜川先生著书、课徒之心愿，欲为中医理法传承做贡献，避免中医误入"存药废医"之歧途。其著书立说谨遵临床证验，毫不浮夸。办学讲座，在北京多所大学内为年轻学子讲授峨眉丹道医学，不计名利，潜心课徒。先生对学生十分严格，未学内科，先授按摩，既学按摩，后处辨证之心法，再学针灸、方药、丹砂、煅炼等术。先生常言"能否成事，就看推磨扫地"，要求学生从每件平常小事做起，秉承师教，精勤德业，始可传授活人之术。

先生一生勤俭，从不收受患者财物，时常帮助生活困难的学生和老家贫困民众，毕生藏书捐赠给老家兴山建立医籍馆。奔走行医，呕心沥血，风雨无阻，终于积劳成疾，不幸逝世。大医风骨，堪为后学楷模。

刘炤　赵宇宁　严洁　整理

廖厚泽先生生平

廖厚泽,曾用名郎琴生,1923年8月25日生于湖北省兴山县城关镇。

1941年考入海军学校第11届航海科,学习天文学、航海学、海道测量及"罗经差"等专业。

1946年毕业。后转入青岛海军军官学校第36年班学舰课(课程有造船大义、轮机大义、通讯、枪炮、鱼雷、舰队运动、帆缆、雷达、声纳等)。

1947年毕业,以成绩优异留校,在该校学生总队任区队长、中队副并兼教"球面三角学"。

1949年上海解放前夕,至香港参加革命工作,接运社会知名人士如李济深、黄绍竑、柳亚子、白杨、吴蕴初等人,及采购新老解放区工业生产原料等。

1950年调回国内,在青岛海运局任船务部主任及机务科科长等职。

1952年调中央交通部海运局任第一副科长,七级工程师。

1958年师从中国传统丹道医学家、峨眉医学十二代宗师周潜川医师学习中国传统丹道医学、炼丹术、按蹻导引术以及各科疑难病症的辨证施治。廖厚泽先生一直跟随周先生临证与讲学,后经中央组织部批准调山西省中医研究所为中医师,参加研究及治疗工作。

1983年被聘为北京市文史研究馆馆员。

1983年受聘为光明日报社科技服务总公司中医顾问,筹办光明中医函授大学。

1986年受聘为张锡纯学术研究会理事。

1987年受聘为北京市环侨医院中医门诊部主任。

1988年离休后,将所藏的约千册中医书籍以及电子治疗仪等,捐赠给湖北省兴山县，并节衣缩食资助成立"兴山县医籍馆"。

1989—1998 年，于门诊之余，应邀在北京中医药大学、北京医科大学、北京联合大学中医药学院、海淀走读大学、广东揭东中医药专科学校等多所医学院校讲授传统中医文化，指导学生临床实习。

1998 年 5 月 11 日在北京因病逝世。

附：廖厚泽先生著述

1.《船用磁罗经校验术》，人民交通出版社 1958 年出版。

2.《海船救生知识讲话》，人民交通出版社 1958 年出版。

3.《船舶消防知识讲话》，人民交通出版社 1963 年出版。

4.《1960 年国际海上人命安全公约》及其全部附件（译著），人民交通出版社 1964 年出版。

5.《明堂浅义》，上海科学技术文献出版社 1989 年出版。

6.《伤寒金匮汇证诠解》，中医古籍出版社 1996 年出版。

7.《金匮要略辑注》

8.《哑科辑要》

9.《本草达仪》

10.《祖国医学思想史论》

11.《癌症治疗》

12.《红楼医事评按》

13.《按蹻导引术述义》

14.《观老庄影响论》

赵宇宁　严洁　整理

王高银医师传略

王高银（1931年12月—2000年3月），男，汉族，山东省新泰市人。1948年11月参加中国人民解放军，任卫生员、军医。1961年6月至1965年8月受部队医院派遣，于北京和山西省中医研究所师从周潜川先生学习中医5年。于1966年返回原籍，在当地行医15年。1980年，转业到山东省新汶矿务局机关医院工作。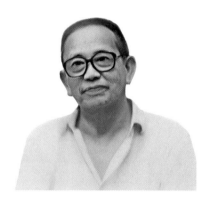
1988年离休后，开办新泰市疑难病中医研究所，继续造福病患。2000年3月诊病途中，突发急性呼吸衰竭逝世。

王高银先生认真好学，任劳任怨，在部队期间，荣立一等功一次、二等功三次、三等功五次，多次被评为沈阳军区积极分子。1959年参加全军积极分子代表大会，受到毛泽东等国家领导人接见并合影。转业到新汶矿务局后，多次被评为先进工作者和劳动模范。

王高银先生师从周潜川先生学习中医后，如饥似渴地挖掘宝贵的峨眉丹道中医遗产，其中对"阴阳大论品""证治大法品""针灸大法品""外科大法品""骨伤科大法品""黄庭经详解""峨眉天罡指穴法""玄门四大丹""玄门九九八十一丹""毒龙丹证治应用"等进行了深入学习，为以后行医打下了坚实的基础。

王高银先生一生治愈病患数万人，对中医内科、儿科、妇科、眼科尤其擅长，受到了广大患者的爱戴。

王强　整理

《周潜川方药养生文集》总目录

《气功药饵疗法与救治偏差手术》

药饵分册

原　　著　周潜川

整　　理　赵宇宁

协助整理　刘艳辉　严　洁

目录

第一章　药物疗法的配合

一、引言

这里所提出的药物疗法，是在配合的角度里举例的，仍然是以导引疗法为主体，并不是以专门药物治疗为出发点而提出的。虽然在配合的原则之下而举例，觉得不够全面，而所介绍的方剂，据我的经验，确无流弊，有它的疗效价值，以供大家参考。领导方面和病人同志们，对我过事奖誉的原因，也因为我掌握了这点规律。

二、心脏病的举例

心脏这个部位，据中医学经典理论称，是生不得病的，一旦生了病，是归纳在难治症的范围之内的。因为它是"君主之官""其脏坚固，邪弗能容也"。经论著作加强了对心脏的重要观念的认识。一直到现在，中西医对这个病，都感到难治。兹将经验方，介绍如下。

（一）真心痛症

1. **热证**　自觉心脏抽疼，时作时止，掌心时热出汗。手足又时厥冷，双足困重。面如被酒，心烦意乱，不能安睡，口苦，太渊脉弦急，时或间息。神阙气脉大动，如蛇吐信。这种证候，大约相当于西医的心脏内膜炎症，中医学则认为是热症。我的经验有效汤剂如下。

生白芍五钱　酒炒白芍五钱　焦栀子五钱　九节菖蒲一钱，后入煎

生甘草三钱　水炒甘草一钱　广木香五分，煎成磨汁兑服，不入煎

万年青五钱　紫石英一两，杵

先熬本方，对病势日久的人，加当归三钱，鲜生地五钱捣汁兑服。

这种真心痛可配合金针疗法，用毫针刺神门双穴，急泄之。

2. **寒证**　又有一种证候，叫作寒证，自觉心脏抽痛，面色惨白，手足反温，掌心反热。太渊脉沉细，亦见间息。离经脉反不出井。神阙气脉大动。水分有动气如"聚蚓"。则当用下方。

麻黄二钱　上肉桂一钱　炮附片一两，先熬　炮黑姜二钱

鲜猪心一个

合水煎炖服。

（二）风湿性心脏病

自觉心脏怔忡，气短特甚，全身关节时疼，眼睑及脚时常浮肿，胃纳不佳。太渊脉迟濡而微散，亦见间息。神阙气脉动如"虾游"。我的经验方如下。

九节菖蒲一钱　远志肉二钱　生龙骨五钱，包，先熬

生牡蛎五钱，包，先熬　桂圆肉一两　朱茯神三钱　生乳香一钱

生没药一钱　炒枣仁五钱　柏子仁五钱，炒　山萸肉五钱

紫石英一两，生用，杵，先熬

口苦者加黄连一钱，鲜生地汁三钱。

关于风湿性的心脏病，据我的经验，对于气短似喘，特别严重的人，不从心脏施治，而着眼于肾脏，作心肾不交的大虚之症来治疗，每收奇效。我常用下方。

西洋参二两　大熟地一两　山萸肉三钱　怀牛膝三钱　麦冬五钱

破故纸三钱，淡盐水炒　甘枸杞三钱　核桃肉五钱　五味子二钱

又关于妇科方面，风湿性心脏病的证候都完全具备，另外加上白带长期漏下，有似行经的人，名叫"白崩症"。我对于这类型的病者，不专门从心脏去治它，而从母子相传的理论去用药，着眼治脾脏。临床经验证明，这原则用得很成功。经验方如下。

土炒於潜术一两　怀山药一两　生甘草梢三钱　西洋参二钱

酒炒白芍五钱　酒炒车前子三钱　炒茅苍术三钱　川陈皮五分

荆芥炭五分　柴胡首五分　九节菖蒲一钱　远志肉一钱

三、肝脏病的举例

肝脏这个部位，据中医学理而论，很容易受病，而很多病与它密切

的关系，大概分类，仍以虚实二者来归纳它。主要的现象，"虚则恐，实则怒"，以及面色青苍，爪甲枯，两胁下疼，痛引小腹，肚脐的右方肝脏本位有"动气"，扣诊发生压疼感觉，又觉有物"牢固"触指，四肢胀满，小便淋涩，大便干燥，腿小肚转筋，胸膈气满，心中烦而善怒，肩项身热，这些都是肝病症状的常态。中医经典所载最精的理论说"肺传之肝，病曰肝痹"，这相当于西医所诊断的慢性肝炎症，肝脏长大了几横指的说法。根据中医学的理论和导引疗法的理论与经验，对于肝脏本脏的病变，不宜用大攻大破一类的药物，把它当作癥瘕去硬攻。如用攻补兼施的方法，比较好些。当以"虚者清补""实者清泻"为总原则。我在临床经验上，也做过用攻破药的对比观察，治例的证明，这理论是合理的。相反的，作细心观察，如果施用大攻大破的方法，治疗慢性肝炎，则肝脏消缩到一横指的程度，大都不能再消缩，而压痛也不时存在。尤以病者的脉象十分之八的人都变成了沉细微弱了，将会引起阴阳两虚的后果。

（一）肝经血虚怒火方

酒炒白芍五钱　川芎二钱　当归二钱　柴胡一钱半　焦栀子一钱半

丹皮一钱半

（二）肝血虚压按牢固疼痛方（慢性肝炎）

酒白芍五钱　鲜生地汁三钱　当归三钱　川芎三钱　防风一钱半

羌活一钱半　三角风三钱　黄酒一两，引　茵陈蒿一钱半

本方于口苦甚者加酒炒龙胆草一钱半，大便干燥结秘者加煨大黄二钱。

（三）肝虚血燥，寤而不寐方（即失眠症）

鲜生地五钱，捣汁去渣兑服　酒白芍五钱　当归身五钱　大熟地一两

白菊花三钱　山萸肉二钱　甘枸杞二钱　生甘草三钱

本方有心脏怔忡现象者，加炒枣仁五钱。

（四）肝脾并病，引起腹水症

当从专门治法，这里不提出。

（五）肝阳虚，变生肝癌的阴毒恶症方

这证候最显著的症状，是全身发黄如败土。皮肤甲错，大便白色。这药方能收抑制癌毒发展的作用。减少痛苦，延长一段生命时间。

炮附片一两，先熬　焦白术八钱　西洋参一两　白干姜一钱半

炮黑姜一钱半　水炒甘草三钱　大金钱草三钱　三角风五钱，先熬

黄酒一两合水三大碗，先熬三角风、附片。

四、脾脏病的举例

脾脏这部位，一旦受了病，很容易与胃病相混淆，用一个很简切的法子，可以作为鉴别脾病或者胃病的一种常识。"知饥而食不纳者"，这是胃病；"能纳食而不知饥者"，这才是脾脏病了。至于脾病的症状，大约可以分作下列的几项。

脾脏的阳气有余，阴气不足，则发生腹中作热，容易饥饿。阳气不足，阴气有余，则发生腹中作寒，作疼，肠鸣辘辘。面色焦黄，噫气下气，围绕肚脐的周围，自觉有股气流在走窜作痛，肚腹胀满，消化不良，大便小便不爽利，身体沉重，四肢疲乏怠惰，关节时疼。另外有一种病，"肝传之脾"名叫"脾风"。发生高热，肚腹疼痛，心烦，全身发阴黄。这个病有点类似西医的黑热病，不知是与不是？又有一种腹水症，也是肝脾并病而引起的。

（一）脾脏虚寒，呕吐，泄泻，消化不良方

煨草果仁三钱　炮黑姜三钱　白茯苓三钱　潞党参五钱　水炒甘草五钱

生麦芽五钱　生稻芽五钱　姜厚朴二钱　陈皮二钱　土炒白术五钱

（二）脾脏虚寒，绕脐作疼，泻痢溏稀方

陈皮二钱　炒青皮一钱　煨诃子肉一钱　水炒甘草一钱　公丁香五分

（三）脾脏水湿下注，暴泻清水不止方

土炒於潜术一两　酒炒车前子三钱，包煎　茯苓三钱

本方浓煎一剂，一次顿服下，立止。

（四）脾脏实热，口疮，口臭方

焦栀子一钱半　鲜藿香一钱　生甘草一钱　生石膏五钱，捣，包，先熬

防风六分　薄荷三分　芦荟一钱　黄连三分　桑白皮一钱半

茯苓二钱　清半夏五分　高粱酒半两，合水入煎　白蜜一两，煎成兑服

五、肺脏病的举例

肺脏这个部位生了病，与其他脏腑部位生了病，有一种特别不同之处。

按诸脏诸腑受损，皆发疼痛，唯有肺脏，即使损坏成了空洞，吐脓咳血，也不会疼，只觉得胀满、喘急、难过而已。

　　肺脏病的症状，可以归纳成如下的几项：肺脏受了损伤气分壅塞的人，劳倦了则咳，吐血或唾血。切诊太渊脉细、紧、浮、数都有。又有种病，热在上焦，咳吐浊唾涎沫，寸口脉数，这是肺痿症。又有种口燥鼻干，咳呛时胸中隐隐微痛。切诊太渊脉反见滑而兼数，这是肺痈症。其他例如皮肤痛，气喘急，少气，耳聋，汗出，咳动肩背痛，面色白而毛败，善嚏，洒淅寒热等症状都可纳于肺脏病。

　　（一）肺气虚，自觉气少，甚至气欲绝方

　　野山人参一两

　　隔水炖浓汤，作随意饮料。如无野山人参，改用西洋参，或移植参亦差可。

　　（二）补肺方

　　阿胶珠二钱　炒鼠粘子一钱　秫米三钱　炒马兜铃七分　水炒甘草五分
　　苦杏仁一钱，杵，去皮尖　炒糯米五钱

　　（三）肺感外邪咳嗽方

　　兔耳风三钱　肺金草二钱　五匹风三钱

　　（四）肺结核病

　　当从专家治疗。

六、肾脏病的举例

　　肾脏这部位受了病的症状，大概可归纳成下述的几点：阴痹骨痛，所谓阴痹者，即按压它而又不觉得疼处；肚腹胀满，腰部疼，大便秘难，背肩颈项都作疼；头部时眩；溺白尿如米汤一样，名叫出白，又名白蛊；面色黑而牙齿枯焦，时常呵欠；小腹的丹田部分，觉有气动，按它似觉有物，而且作微痛；足胫骨寒。

　　（一）补肾命火不足而虚寒，腰脊重疼方

　　熟地黄三钱　怀牛膝一钱半　淡苁蓉一钱半　五味子一钱半
　　巴戟天一钱半　麦冬肉一钱半　炙甘草一钱半　茯神一钱
　　炒杜仲一钱　干姜一钱

（二）补肾水不足阴虚火动方

酒炒龟板一两，先熬　酒炒黄柏三钱　干姜二钱　酒炒知母三钱

（三）慢性肾脏炎，水气各半，周身洪肿腹鼓胀方

土炒白术五钱　茯苓一两　生甘草五分　炒枳壳五分　西洋参一钱

怀山药五钱　酒炒车前子一钱　莱菔子一钱　薏苡仁根一两　虫笋干一两

炒神曲一钱　炒蝼蛄七枚，炒香，去头足胸部，只用肚腹，研末分二次冲吞服

七、胃与十二指肠溃疡病的举例

胃肠溃疡症，最普遍而又最难治疗，导引疗法治疗这种病症，在唐山和北戴河气功疗养院里，已经总结出来，肯定它的疗效能达到82%。如果我们根据过去经验，再进一步配合药物和饮食疗法，疗效肯定地还要提高。兹将胃肠分类的药物配合，概举如下。

（一）胃溃疡大出血

呕血不止，血色鲜红和乌紫成块，面色惨白，昏晕仆地。用下方施行急救。

真秦当归一只（选大只的约重一两至二两捣破），无灰黄酒二两合水一碗，先熬当归，煎成浓汁，兑入童便半碗和匀。

这个救急胃溃疡呕血方，系由师传，上自老师的老师，下到我和我的徒弟，在临床上用都经验过不少的病例（可惜过去没有存医案），施用起来，能一起顿服更好，否则先服几口，再缓缓地服下，每见疗效，而无流弊。

服用方法，俟将酒、水煎当归成浓汁，再兑入童便半碗，趁温热服下，不可过热过冷。又须在呕吐血势见缓和的时候，将最后一口血，含在口中，不可吐出，同时即喝一口药汁，将含在口内的血，略为漱化，溶合在药汁之内，再从容地吞咽下去，而后继续喝药。

曾有同志问我，亡血家都要忌酒，你却反而用酒去止血，是何道理？我曾作过简要的答复说：你细细研究无灰黄酒的药物性味，就会了解它与有灰的黄酒和高粱酒大不相同。同时再研究治血必治气，才能收引血归经的作用，又止血必兼化瘀，才能血止而无后遗症，这样体会，自然就明白了。

胃溃疡呕吐血，配用金针，施行救急处理，针药并进，效果更好。用三

棱针，刺气街双穴，先刺右，后刺左，皆令出血。如针之而血不出，是病势危险的征兆。

（二）慢性胃溃疡疼痛胀满方

酒炒白芍五钱　当归三钱　柴胡二钱　茯苓三钱　生甘草一钱

土炒白术三钱　白芥子二钱　三七粉二钱，分二次冲吞

（三）胃口疼痛

胃口疼痛，尚无溃疡出血证候，不论寒热虚实，日期久暂，皆用下方有奇效。

法罗海八两　无灰黄酒二斤

共煎浓汁，去渣。每次视人的酒量和疼痛的程度，可用酒一两至三两，顿服。

服下大约一刻钟之久，疼痛即止。大约服完三料，可能根除。

按：法罗海系云南土产，昆明市上，偶尔可以收购，它的形状，有些类似桔梗、泡参、茅茫，不过皮带微黑色，里面白黄色。无异常的气味。这药服下，没有什么副作用，值得介绍推广，并且值得采种培植。

（四）胃肠溃疡潜血简易方

香椿树根皮三钱

据《本草纲目拾遗》所载煎汤服。

（五）十二指肠潜血，大便黑色方

当归一两　鲜生地一两，捣汁去渣兑服　地榆炭三钱　黑木耳五钱

三七粉二钱，分二次冲吞

日久不愈，潜血不尽，可用下方。

生黄芪五钱　怀山药五钱　当归五钱　防风一钱　藏茜草一钱

绿升麻三分　陈皮一钱　黄连一钱　生甘草一钱　西洋参一钱

八、风湿性关节炎病的举例

提起了风湿性关节炎，足使病人们大伤脑筋，一身痛苦，久病缠绵，治疗结果，不如理想的多，疗效高的却少。有些人配合针灸疗法，也未见效。这个问题一直存在到今天，仍然萦绕在病人们的脑海里。

因为这种病的病因很复杂，病史又很久远，追究根源，很难彻底，就这

一点而论，已足使诊断上发生困难，不容易摸清它的底细。仅就现在症而论治法，当然就不能肯定疗效是很好的了。

又因为这病的"气化"理论，特别繁复，非详细分析它，即不能正确用药或用针灸。谨就我个人所学粗浅的分类，据师传在临床实验中体会它，可以分析成五十四种变化的差别，而治疗方法也就万别千差，未可一概而论了，真是失之毫厘，谬以千里。例如：单分析风湿的范围和二字的意义，究竟是风胜于湿呢？湿甚于风呢？抑是风湿兼半呢？或者单是风证呢？纯系湿证呢？风湿中在哪一经呢？哪一腑呢？哪一脏呢？病在气分呢？在血分呢？在经络呢？在膝理呢？在筋骨呢？病在上呢？病在下呢？病属虚证呢？还是实证呢？风湿化热的程度何如呢？风湿兼有寒没有呢？兼有痰没有呢？这一系列的问题，都得一一诊断清楚，才可以据理立方，庶几有治愈的可能！虽然如此复杂，但也有统一的原则，据经典的意义，诸痛皆责之于肝，诸湿皆责之于脾。我们能掌握这原则，临床就胜利在握了。

现在把通常见着的风湿性关节炎，综合几个工稳有效，而无流弊的方子，介绍如下。

（一）全身疼痛酸楚方

酒炒白芍八钱　全当归三钱　柴胡一钱　生甘草一钱　陈皮一钱

白茯苓五钱　炒苍术三钱　焦栀子二钱　生薏苡仁五钱

（二）两手两足皆疼，身上不疼方

酒炒白芍八钱　全当归三钱　柴胡一钱　陈皮一钱　焦白术三钱

白茯苓五钱　焦栀子三钱　白芥子二钱　清半夏二钱　炙甘草一钱

薄荷梗五分　煨生姜二钱　桑枝五钱

（三）两肩、背、胳膊疼，尚能活动自如方

酒炒白芍一两　全当归一两　柴胡一钱半　陈皮一钱半　羌活一钱半

白芥子一钱半　清半夏一钱半　秦艽一钱半　炮附片二分　黄酒一两

（四）两手臂疼胀、胳膊不能抬、手臂不能梳头方

桑枝五钱　桂枝一钱　生丹参五钱　全当归五钱　生没药三钱

生乳香三钱　连翘壳五钱

注：有些人服了这方，有点恶心或腹泻者，加藿香二钱、茯苓三钱或服

药后吃点咸饼干亦可。如发现口干加石斛三钱，口苦加焦栀子二钱。

(五) 腿疼难忍方

透骨草二两　炒穿山甲二两　防风二两　全当归二两　白蒺藜四两

酒炒白芍三两　豨莶草四两　海风藤二两　陈皮一两　黄酒半斤

鲜生地四两，捣汁去渣，绞汁并加黄酒半斤，分次捣杵生地如泥。以酒捣和绞尽生地汁，最后去渣用酒汁为原则)

将前九味共研细末，再炼猪油四两、白蜜一斤，合炼如饴，再和入生地汁酒，三味和匀，最后以之合九味末药为丸，梧桐子大。每日三次，饭前服之。每一次服三钱，仍用黄酒炖热吞丸。

(六) 腰疼足亦疼，疲乏困怠方

生黄芪二两　防风五钱　生薏苡仁二两　炒杜仲一两　白茯苓一两

生芡实五钱　上肉桂一钱　白萆薢一两　车前子三钱，酒炒　土炒白术五钱

黄酒二两

(七) 腰疼不能向前弯俯方

柴胡一钱　泽泻一钱　猪苓二钱　防己二钱　上肉桂三分　白芥子二钱

焦白术五钱　怀山药五钱　生甘草五钱　炒杜仲三钱

(八) 手足皆发麻方

熟地五钱　生地五钱　川芎三钱　当归五钱　党参五钱　焦白术五钱

茯苓三钱　陈皮二钱　半夏二钱　桂枝二钱　柴胡一钱　羌活二钱

防风二钱　秦艽二钱　怀牛膝二钱　炙甘草一钱　生黄芪一两　生姜三片

大枣三枚

(九) 单腰部疼方

土炒白术二两　生薏苡仁一两五钱　生芡实仁一两

(十) 因湿化热，脚如火燎但不红肿方

炒苍术四钱　酒炒黄柏二钱　当归尾二钱　生薏苡仁三钱　怀牛膝二钱

萆薢三钱　防己二钱　酒炒龟板五钱，先熬

(十一) 因湿化热下注，足关节肿而又红方

炒苍术三钱　酒炒黄柏三钱　当归三钱　独活二钱　威灵仙二钱

五加皮二钱　木防己三钱　川牛膝二钱　黄芩五钱　黄连二钱

生姜二钱　黄酒一两

（十二）因湿甚化燥，憎寒壮热方

防己二钱　炒苍术二钱　土炒白术二钱　川芎二钱　木通二钱

槟榔二钱　黄柏三钱　鲜生地五钱，黄酒捣汁，去渣兑入

犀角[1]粉六分，另包分两次冲吞　生甘草一钱

（十三）单是腿麻木方

生黄芪四钱　生甘草三钱　炒青皮二钱　绿升麻五分　柴胡五分

五味子三钱　当归尾一钱　泽泻一钱　陈皮二钱　红花二分

（十四）平时无病，突然两脚疼痛，但不红肿方

土炒白术五钱　全当归五钱　炮黑姜二钱　上肉桂一钱

炙甘草一钱　香木瓜二钱　吴萸子一钱，淡盐水炒　川牛膝二钱

炮附片五钱，先熬　麻黄一钱　北细辛五分　大熟地五钱

（十五）不论新旧关节疼痛，关节变形方

此方外用，不可入口，用之甚灵效。

生乳香三钱　生没药三钱　秦艽三钱　威灵仙三钱　刘寄奴三钱

荆芥三钱　全当归三钱　透骨草三钱　牡丹皮六钱　伸筋草三钱

高粱酒四斤

用高粱酒浸泡诸药，经一昼夜，时时摇转，每次只取药酒用。每次视关节疼处多少，酌量用一至三两均可，将酒隔水炖极滚热，再以棉花蘸酒轻轻揉擦痛处，但不可擦破皮，每日酌用二三次。甚妙！

九、其他——失眠症、高血压症等病举例

（一）肝虚血燥失眠方

见前肝脏病举例内。

（二）心肾不交失眠方

熟地一两　焦白术五钱　山萸肉三钱　党参一钱　黄连三钱　肉桂三分

（三）痰涎扰心失眠方

清半夏三钱　川陈皮二钱　白茯苓三钱　炙甘草一钱　生竹茹四钱

炒枳实二钱　炒枣仁五钱　五味子一钱　胆南星一钱　远志肉二钱

1　现已禁用。

(四) 心脏怔忡失眠方

生枣仁五钱　炒枣仁五钱　远志肉二钱　石菖蒲一钱　白芥子二钱

朱茯神三钱　当归身三钱　潞党参三钱　黄连二钱　怀牛膝二钱

麦冬四钱　五味子一钱　大熟地三钱　山萸肉三钱

(五) 思虑过度失眠方

熟地五钱　鲜生地五钱　当归身五钱　党参三钱　茯神四钱

莲米五钱　麦冬四钱　炒枣仁五钱　柏子仁五钱，炒　五味子一钱

炙甘草一钱　灯草心一钱

(六) 高血压症方

生牡蛎五钱，先熬　鲜石斛三钱　酒炒龟板五钱，先熬　山萸肉一钱半

怀牛膝一两　鲜生地一两，捣汁，去渣，兑服　女贞子三钱　怀山药一两

牡丹皮三钱　紫石英一两，生用，捣，先熬　铁锈二两，包，先熬

大晕药四钱　麦冬肉五钱

注：大晕药又名铁蒲扇，根子名金不换，系四川土产草药，形似桑叶，有红筋，有大小两种。本方用大的一种。

第二章

服饵疗法的配合

一、引言

（一）古代的食医技术

中医学丰富多彩，就医疗的性质古来分作四种：疾医、疡医、兽医三种是我们现在已经继承下来的，内中有一种叫作"食医"，几乎绝传，正式就业的食医大夫，在宋代以后，就已绝迹了，一直到今天，连影子也见不着。然而，这套宝贝学问，却还保留在少数丹道家手里，很宝贵的东西竟埋藏在故纸堆中，没有人去留心挖掘它，真是可惜！而被少数人保守起来，当作私有，更不合理了。

食医远在古代，是为广大人民服务和专门研究营养学和烹饪学的。后来逐渐被封建社会的帝王和士大夫、官僚阶级，以及地主阶级所独占享受，而广大人民也逐渐看不到食医了。同时历代的封建社会里的经济情况——广大的劳动人民，都被封建统治阶级压榨得喘不过气来，假定食医大夫替他们拟好一个服饵方，用来营养营养、滋补滋补，结果饭都没有吃饱，哪里来钱去配材料，还不是等于零么？因此，以食医为职业的人，自然没人来请处方，连食医大夫也落得一贫如洗，将不自保，哪还能去保卫人民的健康呢？因此只有被迫改行了。这是食医失传的主要因素。

（二）丹道家摄生服饵方法与近代营养学

食医的失传，已如上述，当中有少数人投降了封建统治阶级，变做了官僚，如光禄寺卿、光禄寺大夫之类，它的本质因此而逐渐变成了御用品，不再与广大人民见面了。另有一种人研究养生之术，虽然自私保守，却还能保存这套学术，即所说的丹道家了。他们与反动阶级是素有联系的，所以他们也得安然享受，而把食医术变成专用品了。

所谓丹道家也者，是研究养生方法的一些人，大概都有宗教信仰，他们对祛病延年很有研究，掌握了一套导引疗法的丰富经验和饮食疗法的营养学与技术，二者配合得非常合理。用导引疗法来调整全身的气脉循环，锻炼五脏六腑、筋骨皮肉的功能，以抵抗外来疾病的侵袭。用饮食疗法来补充人体内部的元气，增加人体内部的"水火相济""生化相需"，以求"精力充沛"的作用，综合起来达到祛病、延年的目的。

这种方法的理论和技术是非常丰富多彩的，从科学的观点来看它，完全是古代食医在那个时代里的科学创造。从政治观点上看它，对于人民保健事业，直接起了保卫作用，间接地于劳动生产和社会发展也有很大贡献。

再从近代科学的营养学来看它，中国古代食医所研究的"五味相调""性味相胜""以类补类""所宜所忌"等等理论是绝对科学的东西。所谓相调相胜的古老说法，也就是新式科学的化合道理。例如：酸、碱相化合，可以中和。假定我们的胃酸过多了，会冒酸水和呃逆气，吃些富有碱性的食品即能够中和胃酸，不药而愈了。所谓以类补类的方法，也等于近代科学对肝功能减退或者血色素不够标准的病人，主张吃猪肝、羊肝和打肝精针的道理是相同的。所谓宜忌的问题，例如近代科学对于胃病患者给予半流或全流的饮食，肾脏炎或腹水臌胀的病人，不许吃盐也是不谋而合，古今同理、中西合辙的。

近代科学的营养学所说的蛋白质、动物脂肪、植物油脂、各种维生素、淀粉质、铁质、磷质，一切一切的营养品。讲究某种成分配合百分之几十，某种又配合百分之几，这种方法细细研究起来，似乎比较机械死板些。我们再研究祖国食医的服饵方法和方式，那就大大地不同。它掌握了一套灵活运用的办法，以病者为对象，各人的身体需要不同，则各人的处方配合也有分别，连庖厨的方法，也各式各样，变化多端，绝不是把一个圈圈生硬地都套在每一个人的脖子上。因此用食医的方法与处方调配的营养服食品，保证病者乐于接受，既合口味，百食不厌，又能吸收，吃了才能确实发生营养的作用。反之，用机械的营养学来给病人服食半流或者全流食品，那就不可能完全符合理想了。这样说，不是故意歪曲事实来提高食医的地位而有意打击西医的营养学。在这里，不妨做一番了解，即可证明我的话不是胡说八道了。例如：胃阳虚的患者，如果你认为他是胃病，消化不良，应该吃全流，而硬性规定机械地给他鲜牛奶喝，请访问这类患者，做个统计，你问他喝了牛奶好不好？他一定说："哎呀！牛奶吃了半天不想吃东西，闷胀得很。"甚至脾虚的人吃了牛奶，会泻肚子。这例子是根据事实存在而提出，即可以证明我这意见是正确的。但，牛奶好不好呢？牛奶肯定是很好的营养东西，不过运用得太死板，而不适合病者的需要罢了。

从上面所述，可以看出食医的内容丰富多彩，在科学原则上是用得十分灵活，恰到好处，而且"惠而不费""各视所需"，在经济的观点上来说，它是符合"好""省"的经济价值的，在病的营养观点来说，它是解决"现实问题的"。

食医有个最高的处方和配料原则：它主张"法无定法""因人而施""因地制宜"。这意思是说，病者的对象不同，采用别对待的方式，又因病者的生活环境有别，地域风土习惯攸分，采用就地取材的方式，而不是盲目的，笼统的，替穷人开出山珍海味，奇馐异馔的营养处方，好像《西游记》上孙悟空替朱紫国王所开出怪诞离奇的药方似的——空中乌鸦屁、海里龙王须、王母擦脸粉、玉皇冕旒珠，而是极其灵活的，运用五味相调相胜、五味入五脏等原则，因人因地因时而处方，既不机械，又切实际。也就是要根据病者的生活习惯、经济负担的力量，社会物质的有无、阴阳虚实的需要、天时气候的宜忌，精思熟筹，才能替人开出营养处方。这种理论，旧式的学理，叫作"天、地、人合一"。这是食医最精湛的立论。以辩证法的立场观点而言，是值得发扬的，也是与近代营养学的出发点不同之处。

食医还有一种精美而富有营养价值，更具高度科学化的服饵方法，是值得特别一提的。古人在二千年前，就发明了科学培植，化学精炼和高度的农业学、植物学、土壤学、化肥学等等的科学知识和技术。所谓养生家服饵的"外丹"，最有名的专家，当推晋代的葛洪了（即抱朴子）。他们所谓的"烧丹炼汞"，即是化学产品。当中有一种叫作"再生丹"的食物，是专门在"芝圃"里用科学方法培植出的"灵芝"，有各种各式样子，相当于现代温床培植出来的"鲜蘑菇"。据旧说，这东西气香味鲜，醒脾开胃，驱除三尸，利湿安神，服之轻身不老。依近代科学眼光看它，也不仅是限于营养学而已。

（三）食医的五味、五脏调配原理

食医的营养学理论，有一套很优越很精湛的物质基础。它把食品分作五大类，配合到五脏，运化到四肢百骸，系一种全面观察，而统一矛盾的运用方法，绝不脱离实际、闭户造车式地盲目处方。兹大概介绍如下。

把食品就五味来分类，归纳成辛、甘、酸、苦、咸。把这五味又从经验中归纳到"五味入五脏"，辛入肺、甘入脾、苦入心、酸入肝、咸入肾。又把五味的性质，就阴阳的分别来观察它的作用，所谓"苦辛化阳""酸甘化阴""苦咸泻泄""甘淡缓中"。从而运用这原则，变化出了多种多式的滋补营养方案，建立了各个人实际所需要的营养处方。又把五味的性质分析它相胜相调的作用，而变化出各式各样的烹饪调味方法。例如：酸能胜辛，凡是辛辣一类的食品，放点酸味进去，辛辣的味道就会减轻，我们日常吃炒辣椒，习惯放醋，也就是这个道理。又如甘能和酸，我们日常吃酸梅汤，必定放入砂糖，就美味可口，生津止渴，如果单吃酸梅子则会觉得酸涩难过，牙齿口腔也张不开，毫无兴趣，也是这个道理。又从五味入五脏的这个规律，正面运用五味直接去滋补五脏，但是又从反面去观察五味"太过"，因而产生的流弊，也做了一个统计，说明"太过""不及"的运用，作反正两面的"补泻"标准和方法的"所宜所忌"，这一点是食医在学理上最精到最优越的东西。例如：咸太过则渗透伤肾，甚则伤骨，甘太过则填膜伤脾，甚则伤肉。这些道理，是值得挖掘研究的。

又从以类补类的观点，运用血肉品以肝补肝，以心补心，以肺补肺。草木品的枝走四肢，肉走肌肉，皮走皮肤，诸花开上，诸子降下。根据这一系列的道理，以选定各个人所需要的营养品。

又在阴阳两性的滋补营养品中，讲究阴阳相调，不令过于阴凝腻滞，也不令过于辛热发火。因此在服饵营养品的处方和制作的方法当中，在养阴食品里面，必加入胡椒、花椒、茴香、八角、山柰、肉桂之类的东西，以调和养阴品滋腻太过的流弊。在扶阳益火的食品中，必加入白菜心、青菜心、蒿白心、菊心、青笋、冬笋、春笋、兰花根、白茅根、嫩芦笋之类的东西，以中和扶阳品的甘温太过的流弊。

食医讲究服饵疗法，这套营养学方法，配合于导引疗法，综合拢来，可以收到营养五脏六腑、灌溉筋骨皮肉的疗效，从而使精、气、神所谓的"人体三宝"累积充沛，达到祛病延年、治疗与保健的目的。

关于服食品的处方，应该适应需要和各个人的条件，而酌予采用。其目的是在疗养疾病，而不是叫人大吃大喝，造成奢侈和浪费。该用的就用，不该用的就不要用。

（四）服饵的发展与食谱的流弊

古代食医研究饮食疗法，系从若干年的实际经验中发现自然界的一切事物，与人们平常的饮食和身体健康，有密切的关系，经过千千万万的观察和试验，证明了某种东西于人体有某种补益的价值，某种东西在某种条件之下，对人体会发生不利的作用。因此掌握了这套规律，总结出"所宜所忌"的饮食疗法，充分地发挥了食医营养学的理论，而应用之于临床，获得很好的成效。

至少在茹毛饮血时代，这种经验的发现，已开始获得初步的规律了。我们试对狗猫一类的家畜[1]，做一番观察，就可以证明这意见的正确。我们时常看见猫狗有了病，它们会去寻找一种"青色""剑脊"的草药，自行咀嚼吞咽下去，能够达到"涌吐痰涎"的作用，或者"解热泻泄"的功效。人类在原始时代，与自然界接触，在现实生活中累积的经验，当然比较猫狗更进步地体会了药石和服饵的作用。在不断的发展中、不断的进步中，肯定地会总结出一套完整的理论和方法——饮食疗法、营养学。这是我们根据唯物史观的观点，可以推想出来的。

从文献方面来推论，食医的营养学和方法，在周秦之间，春秋战国时代，已经很普遍，而又很丰富。讲究服饵的方法，已经把草木品的藜、藿、薇、蕨，血肉品的太牢、少牢，应有尽有地都运用起来了。稀有的鱼和熊掌一类的山珍海味，也一并广泛地运用了。在那个时代里，最讲究享受这套营养学的人，要首推齐桓公，他身边有易牙、开方、竖刁三个人，在当时是专门为齐桓公干这工作的。

后来，一直到汉、晋、隋、唐、宋、元、明、清诸王朝时代，他们更讲究服饵的方法，连形式器皿都很考究，所谓"金浆玉液""列鼎而食""细乐歌舞"等等，发展到连音乐也配合整齐了。按：在进饮食的时候，响奏细乐，在丹道家是非常注重的，据经典著作所说，脾脏闻乐则磨，对饮食消化和吸收，有很大裨益。丹道家有一套"音符"和"梵音"的密部传授，它的内容，大概用"芦"为管乐的标准，以"丝"为弦乐的标准，配合金、玉、

---

[1] 编辑注：2020 年 5 月，农业农村部发布公告，公布了经国务院批准的《国家畜禽遗传资源目录》，首次明确了家养畜禽种类 33 种，狗、猫不在目录中。

革、木，八音齐奏。采用"黄钟"定律，以"十三徽"为发音符的韵脚标准。大体主张采用柔和清越的音调，而不喜欢刚强激昂的节奏。按：刚强的音乐，大半在战阵交锋时候，或在军营里才使用这种音调。例如，曲子中的《胡马嘶风》曲、《十面埋伏》曲，乐器中的箜篌、大吕，在进饮食时一律不用。又在饮食时候，配合了这些柔和清越的音乐，据说能够陶冶性情，溶溶似醉，飘飘欲仙，元气归宗，乐以忘忧。这意思等于科学观点，能够使大脑皮层真正的休息，能够抑制脏腑和神经的官能作用，十足地恢复精力。这套配合方法，在食医的学问里，是很重要的一部分，也是在发展道路中，发展进步的一个环节。近年有些科学家对奶牛用音乐可以增加牛奶的产量，对这道理是有力的证明。

在历史的不断发展中，饮食疗法的营养学，固然逐渐正面发展有了很好的总结，然而在发展的反面，却又逐渐地改变了食医的服饵疗法，以营养为目的的本质了。

尤其在宋代，逐渐把食医的服饵方式方法，变作了"食谱"的滥觞，只是偏重考究如何可口好吃，而失去了营养的主旨。相反的结果，反而造成了"肥甘之所积""百病从口入"，替疾病开了一个大门。因为大吃大喝，肥甘腻滞了消化系统，损害了肠胃的功能，竟自招致了人造的疾病，所谓饮食劳伤"不内不外"的病因。这种相反的发展，遂成为服饵疗法的流弊了，是应当予以纠正的。

二、心脏病的食谱

(一) 总则

心脏有了病，关于饮食疗法，服饵营养品，在食医的理论上，以分别证候的"虚实"为主要的原则，不得胡乱滋补的。

"心苦缓，急食酸以收之"。所谓缓也者，即是心脏"正气虚"的现象，在饮食疗法营品中，以吃酸味的东西为主。

"心欲软，急食咸以软之，用咸补之，甘泻之"。所谓软，即是心脏"邪气实"变坚相对的现象，应以吃咸、甘的东西为主。

这是心脏病的饮食疗法，服饵营养品的总原则。古人是通过各种实验而总结出来的。对这已取得的成果，我们先承受下来，再从而发扬之。对心脏病这个难治的痼疾，不难叫它低头了。

心脏病一般性的食品，宜吃酸味的东西为原则，这原则又分味性两个方面：宜吃赤小豆、狗肉[1]、李子、韭菜、薄荷茶、菖蒲茶、麦冬、天冬、铜龟、莲子肉、鸡蛋、苦菜、竹叶心、生地酒、小麦、羊肉、杏子、薤白等东西，取其有酸收和心脏本味的作用，兹分别条述如后。

（二）食谱举例

1. 赤小豆粥的处方

【材料选择】 赤小豆即农村的赤饭豆，选取"紧小"的才合标准。中药店里有一种红白相间现花斑纹的那种赤小豆，不是真正赤小豆，名叫"相思子"，是不能用的。处方如下。

赤小豆一合　红砂糖一汤匙

【制作方法】 将赤小豆洗淘干净，用砂锅装水一大碗，闭盖着砂锅，用文火炖之（不能用铁锅或五金锅）。即旧说"入砂锅鼎，文火烹煎"的说法也。炖到赤小豆"稀""烂""淡"为火候到家的标准。临服食时，再放入红砂糖，调和均匀，随意食之。当稀粥顿服或作点心随意服食都可以的。

2. 李子羹的处方

【材料选择】 白李子十五枚　冰糖二两，杵碎

【制作方法】 把白李子薄皮削去，核也剖去，将李子肉切成四片，放入紫铜锅里（用铁锅颜色则发黑），文火煮烹，约十五分钟，试尝李子肉"外软内脆"为标准，切忌内里也煮软烂了，否则失去了"口劲"的要求，没有清脆香甜、微酸生津的作用，反成滑腻，满口糊涂了。即时放入冰糖末，烊化调和，立刻离火倾入碗里。这羹在饭后半小时服食最妙。

按：李子分红白两种，红李子又名"血李"，是不入饮食疗法的，另外有一种桃子和白李子接枝的化生品，名叫"桃李"，它的形状半边是桃半边是李，比一般的李子大些，又没有毛桃那样大，四川的川南各县，有少数产量，是很好的一种营养品，也可以照着这处方和制作方法服食。

---

[1] 编辑注：在《黄帝内经》中狗属于五畜之一，峨眉医学中原有加工、制作相关食物的方法，2020年5月，农业农村部发布公告，公布了经国务院批准的《国家畜禽遗传资源目录》，首次明确了家养畜禽种类33种，狗不在目录中。故相关内容本次整理时未予收载。周潜川先生书稿写作时间在20世纪50年代。特此说明。

3. 杏脯的处方

【材料选择】 肥杏子不拘量　甜杏仁不拘量，去皮尖　白糖半斤　桑叶不拘量　麦芽糖一斤，杏脯一斤配合为标准

【制作方法】 先选杏子肥大而熟的，用温水洗净，随即用鲜桑叶擦去杏子表皮的细绒毛，擦完后再入冷水里淘洗一遍，即用小铜刀或小竹刀（不能见铁刀），顺着杏子的"阴面""骑缝"轻轻剖开，把杏核取出来，而杏子的"阳面"却不可剖断，仍然要它连生着，像一本翻开的书似的，这种刀法名叫"一页书"，与"万卷书"的刀法大同而小异。一个一个地如此洗擦，再如此剖开，一面将杏核捶破，取出杏仁，捻去红皮并摘去胚尖，再在每一个杏子肉里，塞入一粒杏仁。把这一切手续做好，即把杏子放入紫铜锅内整齐压平，再放入冷水，以刚刚没过杏子为标准，不可过多过少，盖着锅盖，用文火缓缓烹煎，约半小时，即去锅盖不再用它，试以筷子夹杏子以烂熟为标准。这时水已干涸在二分之一以上，随即放入适量的白糖，用锅铲轻轻翻炒杏子，候白糖烊化，杏子吸收，注意水汽已尽，白糖将要"牵丝"的火候，即速放入麦芽糖，仍轻轻地铲翻杏子，使麦芽糖烊化，每一个杏子，都穿上麦芽糖衣，再将糖汁取出少许，滴入冷水里面，以"滴水成珠"不化散开来为火候合度的标准。抑或将糖汁用锅铲浇起，糖汁下淌成一条糖线，对准这条糖线用口吹一口冷气，看这根糖线马上凝缩而脆折中断，也是火候到家的标准，这方法叫作"悬丝吊线"。这样即可离火，在锅内时即可用扇子扇冷，使杏脯"收汗"，把杏子倾入瓷缸内封存，杏脯即告作成，随时当点心服食。

按：这制作方法，最难操作的是在用麦芽糖的阶段，因为不用麦芽糖，则杏脯不会"收汗"，而是糖稀沾手的，如用之过老，则又硬而不软，不能达到"甜而不腻，滋而不流"的标准。

4. 莲子羹的处方

【材料选择】 莲子肉二两，去皮心　冰糖二两，杵碎　芝麻油一茶匙

【制作方法】 先用滚开水浸泡干莲子，将盖盖紧密，像泡茶那样，才容易把莲子的薄衣褪去，否则不易褪脱。并用竹签捅去莲子心，以备应用。莲子的选材，新鲜的或干的都可以用，最好的品种要推福建所产的"建莲子"为首屈一指了，尤以"玉带缠腰"的一种为最上品。这种莲子天然生出一根带子似的东西，横束腰间，所以有这很响亮的名称。

把莲子肉炮制好了，放入瓷器或陶器锅内，加入开水一小碗，用微火火候，"慢煮焖煨"约三小时之久，以莲子肉"熟透粉烂，食之化渣"为标准，即加入冰糖，烊化调匀倾入小碗内。再加入一小茶匙的芝麻油，在午睡起来漱口服食。

5. 清炖铜龟的处方

【材料选择】 铜龟二只 乌骨雌鸡一只 猪前蹄一对，炮 生姜一两 葱白五根 胡椒二十粒 花椒五十粒 食盐适量

【制作方法】 ①选择乌龟的材料：一定要用铜龟，不能用黑龟。所谓铜龟又叫金龟，它的背壳是黄色，而不是乌黑色。铜龟一般都长得不大，只有四五两一个。先把它喂养在浅水陶器缸里，并用盖盖好，以免它逃跑了。同时在水里放一二十滴菜籽油，铜龟吃了菜籽油，肠胃的积污全部泻光。这样每天换水一次，滴油一次，经过三四天，把铜龟取出，用棕刷子洗刷背胸壳甲。再做第二步"取龟精"的工作。因为乌龟的精极为骚臭，所以非取尽不可。取龟精的方法有两种，第一种把龟翻转四脚朝天，把龟背放在一个圆口高脚杯上，使它四面没抓拿，翻不过身来，另在龟的头部前方，约距五寸远近，正对它放置一面镜子，这样人离开它约一刻钟，龟精自会排泄出来。这不是神话，而是生物学的常识，因为"龟性最淫"，看见了镜子里的影子，以为是雌雄的对象，"就之不得"因而排泄出骚精。我们的祖先远在一千三百年前就已能掌握铜龟性生活的规律了。第二种用猪鬃毛或者顶细竹丝穿刺龟的两个鼻孔，也会使它骚精流出。这样准备好了，即着手烹饪。②选择乌骨雌鸡，有一个很可靠的法子，把鸡嘴扒开，看鸡舌颜色是乌的，骨头绝对也是乌的。宰鸡，煺毛，去杂的方法照一般家常法子处理。③猪蹄子一定要选用前蹄。照食医服饵的阴阳解释，前蹄内屈而向后，得阳之性，其筋细如伞，髓多而油少，皮薄而肉不肥；后脚则与此相反了。又根据中医的看法，认为四只脚的兽类，它的精、气、神全在蹄子，肥猪几百斤重，它的蹄子很小，但能支持全身的体重，行走自如，羊、牛、马等等都如此，行走如飞，它们的蹄脚，特别地不同。从近代科学观点看，猪蹄胶质特别丰富，营养价值很高。外科的疡医还用"猪蹄汤"作外科疮疡的冲洗剂，能够"红活伤处""生肌长皮"。可见中国医学对猪蹄的重视了。处理猪蹄方法，只用膝下五寸长，一般先把硬蹄壳用刀背或铁锤敲脱，再入红透的炭火中，反复

"炮炙"，把表皮薄薄的"炮"焦一层，随即放入热水中浸泡着，再用刀细细地刮去这层焦黑的粗皮，现出黄色为度。再换水清洗两三遍，准备烹任了。④以上准备工作都做好了，即着手清炖的制作。把做好的材料，总共放入砂锅内加入冷水，一次加足十五斤将盖盖紧。先用武火，候汤烧沸了，即改用文火慢慢地炖。在刚烧开的时候，把锅盖揭开，将汤面浮沫，用汤瓢一次打滤干净，仍继续地炖着。约炖四小时以"龟壳分家，猪脚离骨"为标准。这样即可随意服食了。

如系心阳虚的患者，则不用猪蹄，而应当改用青羊蹄，仍用前蹄一对，炮炙方法也与猪蹄一样。请选用时注意这一点。因为猪羊的阴阳性味不同，治疗和营养的作用也有差别。

6. 羊肉

（1）红烧头蹄

【材料选择】 青羊头一具 青羊前蹄二对 胡椒三十粒 蜀椒五十粒 山奈一钱 八角一钱 生姜一两 葱白十根 食盐适量 鲜芫荽一小撮，另切碎末备用 海淡菜一两，洗去泥沙 鲜冬笋或鲜春笋一斤

【制作方法】 先把羊头和羊蹄（不可去皮）用滚开水浇淋，把粗毛剥刮干净，再入红透的炭火中，用炮炙猪蹄子的方法，将头蹄炮炙、刮洗干净，绒毛都一点不存在了，即单入砂锅内，加入冷水，以淹过头蹄的综合体积，约一拳深度的水就行了。用文火先煨，候头蹄的骨头能"分家、离骨"为度，即取出把骨头除去，只剩下净肉，仍然将整个的头蹄放入原汤内煨着，同时放入花椒、胡椒、生姜、葱头、山奈、八角、冬笋、淡菜、食盐，文火继续煨烧，这时切忌火候过大，并且时时用锅铲翻铲着，否则下面会"生锅""发焦"了。如果事先准备好一个竹质特做的"隔子"又名"甑箅"放在锅底，上面再放头蹄等东西，不用铲翻它也不会"生锅""发焦"了。一直到用竹筷子插进头蹄肉里，自觉"如触浮砂"火候就到家了。取出盛在碗里，临服食时，再撒上鲜芫荽末，就开始服食。

淡菜先用温水浸透，洗去泥沙。

切春笋刀法，用滚刀切成。冬笋则用"横开横切"的方法，切成"筷子头"形式，长约一寸、宽厚约二分一根，因为这刀法，能把笋的纤维横断了，吃的时候才不会咬不断，而松脆可口，充分地发挥了笋的调和作用。

（2）粉蒸羊肉的处方

【材料选择】 云花青羊腿肉一斤 炒米粉一合 花椒一百粒，炒，磨粉 酱油适量 黄酒三两 赤砂糖一两，杵碎 生姜屑一两 食盐适量 葱屑三根 辣椒粉适量 芫荽一小撮 小磨芝麻油一两 清水一杯 霉豆腐乳汁一小杯

【制作方法】 先把粳米和花椒合炒，用文火炒到"香黄"为度，候"冷却脆生"，即用石磨子磨之成粉，越细越好，这是"制粉"的第一步工作。再把云花羊腿肉，用"片刀"薄薄地做成肉片。用"片刀"的刀法，须将刀与肉成十五度的倾斜角度，右手持刀，须做半圆形的蠕动，左手骈着四指，轻轻地压着肉面，这样操作，很快而又很薄的肉片可以作成了，这是第二步"片肉"的工作。再把酱油、黄酒、食盐、霉豆腐乳汁、赤砂糖五味调和均匀，在大碗内拌和羊肉片，用"细拌轻揉"的手法，把五种作料一齐吸收入羊肉片里，再把"椒米粉"少少地撒进去，一面撒一面拌和，使每一片羊肉都穿上了一件椒粉衣，以不能再穿粉衣到了饱和点的程度为止。于是把拌好的羊肉，全部放进小蒸笼里，轻轻地松松地放进去，不能把它压紧实了。最后撒上一小杯清水在肉的上面，务令均匀撒遍，否则蒸肉会一部分"干而不滋""椒粉分家"。立即用武火猛蒸半小时，即令离火，不可过久，久则"上水"稀稠腻口，反不好吃。连小蒸笼一齐搬到桌上（桌上垫个东西），揭开笼盖，浇上芝麻油，撒上生姜屑和芫荽末、葱屑，如能吃辣椒粉的也酌量撒上一些，这就开始趁热服食了。一边吃一边拌和姜葱、芫荽、芝麻油、辣椒粉，吃得满面春生、神清气爽，食完之后，再吃二三个蜜饯的山楂果，莫要忘了。

7. 韭菜包饺

【材料选择】 韭菜斤半，切细碎末 羊里脊肉四条 酱油一汤匙 食盐一撮 金针花一两，温水发 黑木耳五钱，温水发 生姜屑一两 湿面粉适量 黄酒三两 冬笋三两，切碎末

【制作方法】 先分别把羊里脊肉宰成肉末，韭菜也细细切碎，一齐放在大碗里，加入酱油、食盐、黄酒、生姜屑，金针花同黑木耳事先用温水"发开"，一并切宰成很细的屑末，冬笋也细细地切宰成末，如没有冬笋用川榨菜代替，也很佳妙。全部放入，与羊肉、韭菜一起拌和匀了，再逐渐地加入清水一茶杯，一面用竹筷子不住地搅打，一面不断地少少加入清水，边打边加，务令把水全部吸收，而又不觉得这"馅料"有"稀流"的缺点为标准。

这个配馅料的工作做完，即把事先调好的湿面做成包子，或者饺子的样式，则各随所喜了。做好一蒸笼（每个包饺隔开二指），即上盖去蒸，用武火蒸半小时至四十分钟，就可以"提笼"取食了。

如饺子不用蒸法，改用煮汤饺的吃法也行。

如再讲究一点汤法，可以加配一碗"鸡鸭火腿鲜笋汤"。以之配合包饺服食，尤为鲜美可口，营养更加丰富。这碗清汤，说来容易，做到却难，《老残游记》里所说"臣心如水"的汤，那倒不是一句笑话，而是事实，那位刘铁云先生，的确是个博学多能的"行家"！

【附】　鸡鸭火腿鲜笋汤制作法

把鸡、鸭、火腿共同炖煨好了的一大碗浓汤，单取浓汤而不用肉，放在锅内烧沸，再把"漏孔汤瓢"装满鲜鸭、鸡胸脯肉，或者鲜猪瘦肉，至少需用六两到半斤，先把这肉用刀背捶成绒，以"烂融如泥"为标准，把它放在漏孔汤瓢里，下入汤内，不断地游动摇摆着，这样一会儿把鲜肉捞出扔了，即加入鲜笋薄片几块，如没有鲜笋，改用干的玉兰片，"发开""片薄"也行。这碗浓汤，就会变成一碗净如清水的汤，看不出油腻的现象，而鲜美可口清香扑鼻，食欲大振，百吃不厌，精神为之轻松愉快，相信您肯定能够体会"侬心似水"的味儿！这在疗养的角度而论，是非常有利的条件。

8. 鸡蛋

（1）菖蒲、薄荷、盐、茶、鸡蛋的处方

【材料选择】　石菖蒲一钱　薄荷五分　食盐三钱　红茶叶一钱　鸡蛋十枚　水一大碗

【制作方法】　用水一大碗，放入铁锅内，同时放入石菖蒲、薄荷、食盐、红茶叶、生鸡蛋，文火煮沸，俟鸡蛋已熟透，即取出投入冷水内，冷淬一分钟，再取出鸡蛋，剖去蛋壳，用细竹签轻轻地平均穿刺八九个孔，直透蛋黄里，再重入汤内，文火再煮，以"味透入"为标准，鸡蛋火候愈老愈好，取出随意当点心服吃，吃不完的鸡蛋，第二次放点酱油，蒸热再吃。也可冷食。

（2）神仙蛋的处方

【材料选择】　鸡蛋五枚　芝麻油一两　葱白屑二根　食盐适量　火腿屑一两，肥瘦各半　猪油三两　葡萄干二两

【制作方法】　先将鸡蛋五枚敲开，取出蛋清、蛋黄，合并芝麻油、食

盐、火腿屑、葱屑、葡萄干，一齐放在一个大汤碗里，用竹筷子尽力搅打，务使鸡蛋与诸种佐料和匀，而且要打起泡沫为标准，总以搅打得愈松愈好。把这步工作做好，再另将猪油放入铁锅内，用文火熬化，看锅内青烟冒起的时候，即速把调好的鸡蛋，一齐倾入油锅里，立刻把那个大碗碗底朝天，翻转来盖着油锅里的鸡蛋，这时火要改用微火，火力不可太大了，用"烘"字诀的方法，把鸡蛋在锅里慢火烘煎。约二十分钟之久，香气四溢，是火候到家的特征，把它连碗一齐铲起来，用"条刀"切成"菱形"，既美观又香酥，另配合薄荷茶一杯或者菖蒲茶一杯随意服吃。

9. 苦菜

【材料选择】 苦菜不拘量，选用嫩心　食盐适量　赤砂糖一撮　醋一汤匙　菜油适量　凝粉一茶匙

【制作方法】 先把苦菜选好淘净。按：苦菜有二种，一种是野生的灌木，又名叫枸杞菜，即枸杞发出的新芽嫩叶，叶对生狭长形，味苦。春季最嫩，采摘下来备用。另一种是野生的草本，叶椭圆有小锯齿，味微苦，又名地地菜，清明节前后，采摘最佳。

把苦菜选择好，水淘净之后，即把菜油入"红锅"内，武火炒煎，随放食盐、赤砂糖，候菜炒熟，最后再放入醋，快炒几下，即立刻放入"凝粉"（事先用温开水调好备用），也快炒和几下，以汤汁凝缩了为标准，即行铲入碗内当作菜蔬服食。

10. 薄荷茶的处方

【材料选择】 鲜薄荷叶三五片　虾须沸百花露一盏

【制作方法】 薄荷茶的处方，仅用薄荷一味，以用新鲜的最好，没有鲜的，可用菖蒲茶。

百花露用砂锅盛着，用"松果"柴烧沸，以"虾须沸"为标准。所谓"虾须沸"，是以水将烧沸而又未十分滚沸的火候，在这二者之间，水中发现一种似虾须的小水泡，从锅底翻花起来，这叫作"虾须沸"的水，即以这水来泡薄荷茶，是最美的水，也是富有营养的水，把薄荷放入茶杯用盖盖紧，一会可以服饮，酌配杏脯一类的点心。

表面看起来，烧开水泡茶，仿佛简单，其实是不容易的一件事，也是很细致的工作，照烹茶的原则，烧开水必定需用砂锅，烧柴必定使用松树上结

的"松果"，这才不损害茶的本味和香气。一般的红茶绿茶，泡法也有很大的分别，使用的水，夏秋两季采集百花或者百草上的露水，冬春两季吸取山石伏流出来的泉水才算合标准。泉水水性很重，可以"堆花"，在冬春季节里，作为养阳的饮料。露水水性清轻，在秋夏季节里，作为养阴的饮料。在食医的营养理论中，有这两种作用。又据陆羽写的《茶经》所叙述的茶和水，虽然有很多可采之处，而他有很多方法，却失去了食医理论的本质。例如：某些地方的人，最讲究品茶，最名贵的"铁观音"之类的茶叶，价值多金都是受了陆羽的影响，而不是一般人所需要的饮料，也不是饮食疗法所采用的。

【附】 百花露水采集方法

先准备一条细长竹竿，用清洁的脱脂纱布一大张约二尺见方，以线绳捆扎在竹竿尖端，将纱布的四角如伞盖一般向下垂着，另外再准备一个清洁瓦壶，清晨到山腰的向阳地带，选择白黄二色的山花，和"青绿""秋黄"色，形如"剑脊"的山草，在花的蕊心里和草的尖顶端都含着晶莹夺目的"露珠"。选择好了之后，即把纱布钓竿有如钓鱼一般，把纱布角尖垂向花草，轻轻地接吻着，一沾一提如此不断继续钓下去，不多几十下则纱布就会吸收露水。看吸收到了饱和点，即把它一拧将露水绞出，收进瓦罐内，如此反复往来地操作，不一会儿，一罐百花露便采集到手了。

11. 菖蒲茶的处方

【材料选择】 九节石菖蒲五分，切片　百花露或石泉一盏　酸梅肉二枚　大枣肉二枚　赤砂糖适量

石菖蒲在五月端阳节采取，最合时机，须选择九节的为上品，把节间附生的须绒，剖刮干净，洗净阴干，不可用太阳曝晒。旧说认为经过晒会"走气失香"，而以科学观点分析它，因为太阳放射的紫外线能够破坏菖蒲的性味，这一点关系"采取及时"和"保存如法"的原则，须要注意，否则影响疗效。

【制作方法】 水的火候，不论用花露或者石泉，一律用虾须沸水，先把大枣和酸梅、赤砂糖一齐放入水内烧沸，然后倾入茶杯，杯内先放入五分菖蒲片，将茶盖密盖着，一会儿即可开始饮茶了。酌配松子仁、甜杏仁、胡桃肉一类的干果点心吃着下茶，其味美妙无穷。

12. 二百花膏的处方

【材料选择】 百花百草露一斤　 百花蜂蜜一斤

【制作方法】 先把百花露如法采集，如法烧沸，再投入百花蜂蜜，用文火火候慢煎细烹，慢慢地从虾须沸到蟹眼，这时须不断地用柳枝或桑枝做成的箸缓和地来回搅动着，以免"生锅""发焦"，一直到起了"果子泡"的火候，二百花膏即炼成了，速离火收入瓷器缸里，封存备用。

每天早起之后和晚睡之前服一汤匙，用白开水调化，随意饮喝，久久服用，能补益气血，调和阴阳，丹道家的养生方法中，最重视这一种长期的饮料。

13. 二冬五糖膏的处方

【材料选择】 天门冬五斤，去心　 麦门冬五斤，去心　 白蜂蜜二斤　 冰糖一斤　赤砂糖一斤　 麦芽糖一斤　 白糖一斤

【制作方法】 先把天门冬和麦门冬剖开去心，再切成片，先入紫铜锅内，加入清水十五斤，先用武火烧开，继用文火熬两小时，把原汁滤出，用陶器盛好；再将渣滓再加水十斤，继续用文火缓熬一小时，仍将第二汁滤出，并盛陶器内；再照第二次方法，加水再熬第三汁。这样已把二冬汁熬尽了，渣滓扔掉不用，只取用三次总共和匀的原汁，又须澄清，把沉淀去掉不用，单用澄清的精汁，仍入紫铜锅内以文火缓缓地慢熬着，一直熬到浓缩三分之一的时候，即将五种糖一起放入，使用桑枝箸不断搅和，勿令"生锅""发焦"，候蟹眼沸以后，果子泡起了，即速离火，不断搅和，全部成了饴糖的样子，这膏即炼成了。收存瓷缸内，封闭盖固备用。

每于早起之后和临睡之前服一汤匙，用白开水调化缓缓饮下，另配一点椒盐的桃片糕或者椒盐饼干几片。

14. 竹叶心

【材料选择】 竹叶心

以淡竹叶为上品。其次以苦竹的竹叶心为合格，其余的竹叶心皆属下品，随时采取新鲜的为原则。

【制作方法】 竹叶心在服饵方面，都作"点茶"服，不独立服用的，可以酌量用五六根点缀在薄荷茶、菖蒲茶内饮用。

15. 鲜生地酒

【材料选择】 鲜生地五两，捣汁用去渣　 鲜地骨皮五两，捣汁用去渣　 鲜桑

椹子五两，捣汁用去渣　青梨酒一斤　冰糖四两，捣细

【制作方法】 先把鲜生地、鲜地骨皮、鲜桑椹共合入石臼内，捣杵为泥，用葛布绞汁滤去渣滓，单取精汁，一并和入特别预先酿好的"青梨酒"，并加入冰糖屑，封存三天即可服用了。

每天在午饭晚饭时，高兴喝酒的时候，随意取酒，隔水"重汤"烫热，佐以下酒的菜蔬，只服六成量，勿令喝醉了。虽然，这酒醇美并不醉人，但也有点酒意。

按：青梨酒系四川青城山的特产，天师洞和上清宫的出家人，经常酿造此酒，以招待游客，是古今很有名气的醇酒。相传李太白最喜欢喝这饮料。这酒我曾喝过多次，也学会酿造的方法。它的味淡而极纯，具有一股清香的水气，并不觉得有酒的烈性滋味，不会喝酒的人喝上几杯也不妨事。

又按：青梨酒的原料，系采野生的青梨，又名毛梨，系多年生的藤科所结的果子。用发酵的酿酒方法，酿造成酒的。这处方内系以青梨酒为"臣佐"之品，如果没法采集酿造时，可改用四川的"大曲酒"或山西的"汾酒"，只用一两的分量，加入生地等汁内也可以的。不过没有青梨酒那样好的疗效而已。

16. 小麦饭的处方

麦饭这样食品，在古典文学的诗词歌赋里常常见到。后来社会发展，进步到吃面条大米，一般人已少做麦饭了。其实麦饭这项服食品的营养价值，比面粉高得多，据旧式的理论，说它性味"甘温""益土养心""疗心气浮肿"。《本草经》也说养心气，心病宜食。用科学的观点分析它，淀粉质碳水化合物的作用，能够产生糖素，营养全身，与心病食甘味的理论，是相符合的。麦麸含有高量的维生素 B，心脏病脚腿浮肿，正是对症的药物，与旧说养心气和疗心气浮肿也是相同的。现在把它的处方和制作方法叙述如下。

【材料选择】 小麦二合，淘洗干净　雪里蕻酸菜一撮，切碎末　火腿肉丁二两，肥瘦各半切成肉丁　小磨芝麻油一两

【制作方法】 这个处方，分做用火工的"随水干"法和用水工的"焖头蒸"法。喜欢香焦味浓的人，可用"随水干"法；喜欢滋润香软的人，可用"焖头蒸"法。

"随水干"麦饭做法：先将小麦淘洗，放入铁锅里，掺加清水，淹过麦

量一半以上，俟将水烧沸，看小麦火候以"爆肚皮"为度。这意思是指小麦煮到半生半熟了，它的分子已起了分裂现象，每粒小麦都破皮现出了一丝丝的白粉色。立即把它连汤取出，经过竹畚箕滤过，滤去汤水，只用滤干了的半生半熟小麦。同时把麻油下锅炒火腿肉丁和雪里蕻酸菜末，麻油被肉菜吸收了，即时放入小麦，把它铲翻均匀，菜肉小麦翻得很均匀了，然后把它铲平，再用瓢或碗从周围浇灌一大碗清水进去，另用竹筷子一双，在麦饭锅里直插十至二十个小孔，端正插到锅底为度，用之通气，否则麦饭会"夹生"而不香熟了。最后把锅盖盖紧密，不可使漏气通风，用文火缓缓地烘三十分钟，闻得香气四溢，又侧耳细听，听得锅内没有水汽声，但听到锅内微微发出"喳喳"的焦脆音，这火候就到家了，而麦饭大功告成，启盖之后，再将麦饭全部炒翻，开始服食，随量细嚼慢吞。

服食麦饭，宜配合炒苦菜或泡薤白，再配合一碗"鸡鸭火腿鲜笋汤"，妙不可言。不宜配油腻的东西。

"焖头蒸"麦饭做法："焖头蒸"的方法，比较简单些，先把小麦淘净，拌和火腿肉丁、雪里蕻酸菜末，拌和匀了，加入芝麻油再度拌和，最后把它轻松地装进一个特制瓷缸或陶器钵里。但要记着，只可装八分满为度，同时加入滚开水，以淹过小麦约二分的水面为度，不可过多过少了。这样准备工作做好，再把它拿进蒸笼里，扣密笼盖，用武火蒸一小时至一小时三十分钟，即可取出随量服食了。配合菜汤照"随水干"麦饭原则办理。这种做法，滋润香软另是一番风味，与"随水干"做法材料相同，水火有别，因而各饶浓淡，各具胜场了。

麦饭原则，我曾用到科学制造的麦片作成咸味的稀粥，临吃时加入些生姜屑和葱白屑，成绩很好，不过，嫌它有些腻滑，失去了香美的滋味。不妨试试看。

17. 薤白

薤白这东西食的人很少，大概四川人和广东人喜欢食它，就食医的饮食疗法和营养学而言，分做两种服饵方法，别述如下。

（1）猪心肚薤白汤处方

【材料选择】 鲜猪心一枚，洗净　猪肚子一个，洗净　薤白二两，洗风干　黄豆芽半斤　食盐适量

【制作方法】 先把猪心、薤白洗干净。猪肚子另外单独用特别的洗法，将猪肚子剖开平铺摊放，用事前准备好的白矾粉五钱、石灰粉一两兑和高粱酒三两，分两次使用，里外都撒抹均匀，用手不住地揉捏它，把肚子的涎液逐渐地揉捏出来，用水冲洗干净。再如法炮制，撒第二次粉酒，再如前揉捏，直待肚子的涎液少了，仍用水冲洗，这样把肚子炮制干净。先把肚子和黄豆芽放入砂锅内，文火先炖二三小时，再放入猪心和薤白，再续炖一小时，即炖到烂熟程度了。将肚子取出切成"朝王笏"，宽约四分，长约一寸半，仍放在原汤内炖一会儿，即加食盐适量，即可开始做菜汤服食了。

（2）泡薤白的处方

【材料选择】 薤白不拘量　冷净水半坛　川花椒一百粒　陶土泡菜坛一只　食盐水一斤水配盐四两

【制作方法】 先把泡菜坛洗净，照一斤冷水配四两食盐的标准，盛足半坛水，加入食盐调和。这步工作名叫"起水"，这起水的方法，又分"生水"和"熟水"两种。上述用冷水即是"起生水"的法子，"熟水"即用开水化食盐，待冷却再泡菜。生、熟两种水的优劣，以生水为优胜，因为它不怕渗水进去，不容易"生花""坏水"，而熟水泡的菜虽然要脆些，但很容易"生花""坏水"，不能久用。

把水先起好了，同时放入花椒，经二三天食盐化尽了，即把薤白洗净，风干水气放入坛子里，用盐水浸泡着，紧固坛盖，并在坛子口外面有一道水槽，加上"坛盖水"。这样空气隔断，里外不通，盐水不会"生花"，但坛盖水须经常洗换，尤其夏季须隔一天一换水才行。经过浸泡七至十四天，才可以取出薤白来佐餐。按：其他的泡菜都可按此方法做，一二天即可吃，唯薤白须要长时间才行，否则苦辣味不去。

18. 心脏病特种服食品刺猬[1]心血的处方

【材料选择】 刺猬一只　黄酒一两，用杯盛着，先行隔水烫滚热备用

【制作方法】 把刺猬胸腹朝天，用铁钉四枚把刺猬的四只脚分叉钉在木板上，钉牢之后，速用牛耳尖刀一把，使刀尖剜向胸骨中心，把整个胸腔剜开，立刻把心脏割截下来，迅速投入事先准备好的黄酒杯内。这杯黄酒事

---

[1] 编辑注：刺猬为国家保护动物。周潜川先生书稿写作时间在 20 世纪 50 年代，本处仅作资料性收载。特此说明。

先装在杯里隔水烫得很滚热等候备用。等着把刺猬的心脏投入了酒内，再用干净的牛耳尖刀，把心脏切剖为二片，把心血与酒调和，即趁热把血和酒吞服，并将烫过半生半熟的心脏也细嚼一齐吞服了。

这个服食方对于心脏病却有奇效，曾经临床试用多次，尤其对于心脏怔忡疗效更突出，可惜过去师师相传，连我自己的经验也没有医案特别记载它。在去年夏天对舒泽松同志还用过七只，可惜因刺猬弄不到手不能继续，只服七个而止，当时观察疗效在服食期中也很好的。

按：这个传方有两种处方，一个是用刺猬心血，一个是用鹿心血，鹿心血更为罕见，不容易弄到手，疗效比刺猬心血还要高。这个传方在西藏的一带地方，很宝贵鹿心血，常常做为名贵方物，馈赠亲友。用治心脏病，是很名贵的服食品。鹿心血我也用过多次，终因来源不易，不能长期服用。又因保存方法系用火烘干不是鲜血，而鹿心脏也不能利用，在食医的理论，血肉品是"利于水而不利于火"的，应该鲜食，吸收于水，西藏所产的鹿心血用火烘干，疗效也减低了。

又按：服食刺猬心血，隔一天吃一个，应当连续不断地服食一百二十个，二百四十天吃完。

三、肝脏病的食谱

（一）总则

肝脏受了病一般的病状，大概可以分为下述的症状群：两胁下疼痛，且牵引小腹作痛；颜色青苍；爪甲灰枯或者平陷或者爪甲生铁线纹；手足四肢胀满；小便淋涩；大便艰难；腿肚转筋；肩项身热；胃中闷气；无故善怒；脐左侧有动气；脐右按压有物触指，压之生疼；眼花又胀不能看东西。以上这些证候，又统属于虚、实两项，"虚""实"的分别，大概以"肝气虚则恐，实则怒"为标准。又有一种"肺传之肝"的病，名叫肝痹，两胁疼痛而且恶心出食。

肝病在食医的饮食疗法和服食营养方面有个最高原则，所谓"肝苦急，急食甘以缓之""肝欲散，急食辛以散之"。急的意思，是说肝的邪气有余，是属于实证的；散的意思是说肝的正气不足，郁不条达，是属于虚证的。根据上述原则，肝病宜食粳米、牛肉、大枣、葵子、生姜、橘皮、胡麻、狗肉、李子、韭菜、葱白、葱头、木瓜、决明子、车前子、车前草、荠菜、沙参、灵空青、苹果、鸡肝、鸭肝、猪肝、牛肝、蜂蜜、饴糖、鳖甲鱼、七星鱼、甜萝卜、白菜、干贝（即江瑶柱）、冬苋菜。

（二）食谱举例

1. 鱼参粳米粥的处方

【材料选择】 七星鱼片二两，又名乌鱼　刺乌海参片二两　粳米一合　食盐适量　胡椒末适量　酱油适量　生姜屑适量　葱白屑适量

【制作方法】 须先把七星鱼剖去肠杂，用"片刀"开成薄片，刺乌海参用温水发开去净肠杂，也用"片刀"开成薄片，准备着使用。另把粳米淘净，放入砂锅内加入净水一大碗，覆好锅盖，用文火缓缓煮烹，以粳米煮到"烂、醹、泛"为标准。所谓"烂"的意思是指粳米煮得烂了，内外软透而言。"醹"的意思是指粳米和米汤溶合的饱和现象而言，也就是说不干不稀的程度。"泛"的意思是单指烹煮粳米，在米汤里沸滚翻腾，每一粒米都不住向上"泛"而言。这是鉴别火候的要点。把第一步煮粥的工作做好，再照下述第二步工作去做。

把生的七星鱼片，生的刺海参片、生姜屑、葱屑、食盐、酱油、胡椒末，都一齐装在一个大碗里，用筷子调拌料酢均匀，把滚开的粳米粥，一气倾入碗内，约焖二三分钟，再用汤匙抄翻鱼参片，与粥调和均匀，即开始服食了。另外加配一碟凉拌嫩生姜丝，或者凉拌甜萝卜，或炒荠菜、炒白菜。

按：七星鱼又名乌鱼，丹道家叫它作"水厌"，它头上有七个孔，能喷水，色黑，龙头凤尾，有鳞无甲，命最长，功能壮水滋肝。

2. 粉蒸牛肉的处方

详见心脏病的粉蒸羊肉处方和制作方法。不过材料要选牛腿的云花肉，才合标准。

3. 清炖牛肉的处方

【材料选择】 肋条牛肉三斤　白萝卜二斤，去皮切　生姜一两　甘蔗头五寸　花椒一百粒　胡椒三十粒　葱五根　芫荽一小撮　食盐适量

炖牛肉的选材一定要选肋条肉，因为这块肉肥瘦兼半，又有筋膜，其他的瘦肉，炖来全成肉渣滓，非常难吃，母牛身上的奶部叫作"奶沙膘"，是炖牛肉最高贵的上品材料，要选择这两部分的肉，才合清炖的要求。

【制作方法】 把材料选好，洗冲干净，整块肉和甘蔗头、花椒、胡椒、生姜、葱，一齐放入砂锅里，一次加足冷水大半砂锅，以后不能中途加水，否则会有"水臭"的气味，覆上锅盖，先用武火烧沸，即改用文火慢慢地煨炖，炖到牛肉的筋膜熟透，已能咬嚼即放入白萝卜，继续炖，炖到筋膜熟透而又稀烂，萝卜也烂了为标准。

萝卜必须把皮剖去，因为它有辛涩的味道，把它切成一寸半长，一寸宽，四分厚，所谓的"骨牌片"形式。

火候到家，即可服食，把甘蔗头捞出扔掉，牛肉捞出切成胡桃大的方块和萝卜连汤盛一大碗，临吃时放入适量的食盐，和撒上一撮芫荽。佐饭当菜汤吃或空心顿服都可以的。

4. 牛肉汁的处方

【材料选择】 牛腿云花肉一斤，切碎肉丁　胡椒十粒　生姜一小块，杵破　花椒二十粒　酱油一汤匙　食盐少量　芫荽五根，切碎末

【制作方法】 详心脏病的狗肉汁[1]，隔水干蒸的方法和方式，不过把精汁取出，在服食的时候加上点芫荽末而已。

5. 干煸五香陈皮牛肉丝的处方

【材料选择】 牛腿云花肉一斤八两，剔尽筋膜，切细肉丝　鸡蛋清三枚　陈皮三钱，整用，不切　花生米一百粒，去皮　川花椒三十粒　干红辣椒十枚，整用　菜籽油八两　芝麻油三两　八角茴香一钱　山柰一钱　酱油五两　红砂糖一汤匙，杵细　食盐一茶匙

【制作方法】 先选择牛腿的云花肉，用"片刀"作成三分厚的肉片，把筋膜剔干净，一点也不能存留，再横刀切断肉片的纤维，切成四方形的肉丝长约一寸半。切好之后放在大碗内，先加入食盐、酱油、砂糖，不住地揉捏拌和，使肉丝全部吸收酱、盐、砂糖为度，再拌入陈皮、花椒、辣椒、八角茴香、山柰五种香料。这是第一步的准备工作，这工作的重点，在切片、剔筋膜、横切肉丝，要做到十分的干净利落，否则，影响成品的"化渣"和"松脆"问题。这点要特别注意地操作。

1　注：原稿有载，本次整理时删除。精汁做法即将所有材料拌匀，放入蒸锅内盖严，再将蒸锅放入另一铁锅中，隔水、重汤、干蒸，用武火蒸一个小时，续用文火蒸三个小时，取出蒸锅，即得原汁，渣滓可倾去不用。

第二步工作，先把菜籽油全入"红锅"里，用武火把油煎滚熟，有青烟起了，即把拌好的牛肉丝放入，急速用"锅铲"抄翻着，这"锅铲"和"炒瓢"的手法，不能向上抄提翻转，只能朝下向锅底压扣着，来回往复地抄动肉丝，因为这样才能使肉丝紧接锅底，接受油火的热力爆煎，因而热力有增无减，容易达到煸干、酥松香脆的要求。这操作手法，关系着作品的好坏，是"红锅"上"掌瓢"的秘诀，也是从宝贵经验中得来的。

这样操作约经十分钟，看肉丝两头翘起，即是水汽快干的火候，即改用文火烹煎，即可停止抄翻，间歇二三分钟再抄翻它，用文火慢细地煸着，一直到肉丝煸干了水汽，已香气四溢，同时肉丝在锅里抄翻的时候"沙沙"地作响，即是干煸的火候到家了。把它全部铲入碗内，又把辣椒、陈皮、山奈、八角茴香等煸焦黑了的香料，全部拣出，扔掉不要。这种方法叫作"吃香不见香""吃辣不见辣"。

此后再把预先搅溶了的鸡蛋清，拌和煸干了的牛肉丝，务使每一根肉丝都"穿上蛋清衣"，以穿衣到饱和点为度，剩下的蛋清，再把花生米放入拌和极匀，也使花生米每一粒都"穿上蛋清衣"。把这两种手续做好，即把麻油全放入红锅里，用文火煎油滚沸，青烟起了，随即把牛肉丝和花生米一齐放入油锅里，再度"干煸"，轻微地抄翻着，一直看到蛋清爆炸，"哧哧"的声减低了，乃至没有声音，同时炒翻肉丝和花生米，都有"沙沙"的干脆细小声音，火候老嫩就刚好合度。把它全部铲出来，摊平散放在大盘子里，等它冷了吃，比热吃美得多，服食时配合酒露，或者佐粥吃。

摊平散放在大盘子里，切莫忘掉，这方法关系着平均"放热"和"冷脆"的物理作用，如果您把它堆挤在一个碗里，则上面的已热散而冷脆了，下面的则因热散不完，水汽反留滞在下，反而使肉丝变"绵了"，失去干煸香、脆、酥、松的要求，岂不是"功亏一篑"么？

6. 大枣胡麻葵子糊的处方

【材料选择】　大枣肉五枚，去核　　黑胡麻一两，炒研　葵子五钱，去壳炒研　冰糖一两　凝粉一茶匙　白开水一碗

【制作方法】　先把白开水和大枣肉放在锅里煮透，把大枣的肉捞起，用汤匙搅碎烂，拣去枣皮，仍放入水中继续煮着，同时放入炒研细了的黑胡麻与炒研细的葵子、冰糖，不住地用小汤匙搅着，全部搅匀，锅内起了"蟹眼

沸"，即把"凝粉"用温开水化开，使粉和水交融适度，再倾入锅内，不住搅和，逐渐浓缩，糊就做成功了。倾入碗内随意当点心服食。按：胡麻又名巨胜子，即芝麻子，有黑白二种，都可以用，黑的营养滋补功效大。

7. 嫩生姜

（1）凉拌嫩生姜丝的处方

【材料选择】　嫩生姜芽不拘量，切细丝　砂糖一茶匙　醋适量　酱油适量

【制作方法】　选择嫩生姜芽，此物名叫"紫芽姜"，三国小说记载左慈替曹操进紫芽姜，就是这东西，是生姜鲜嫩生脆最好的一部分。洗净后把它先切薄片，再切成细丝拌和适量的糖、醋、酱油，立刻就可以服食了。配合粥吃，或者佐饭都可以的。

（2）酱嫩姜的处方

【材料选择】　嫩生姜芽不拘量　食盐适量，一斤姜配盐四两　特制酱油适量

【制作方法】　选择鲜嫩的"紫芽姜"，冷水洗净，注意切勿把姜皮弄破了。要好好保存姜皮，否则以后的酱姜不脆而烂软难吃。洗好之后，先用食盐拌和，把它腌在适当的陶钵里，经过一天，取出风干水气，即放入一个有盖的陶罐里去，再放入好酱油，刚刚淹没着姜面为度，经过七八天即可取出服食了。长久储存一点也不会坏。

8. 葱

（1）葱白甜酱牛肉丝的处方

【材料选择】　大葱白一撮，洗净切成细丝　牛腿云花肉一斤，切细丝剔去筋膜　甜面酱三汤匙　酱油三汤匙　菜籽油六两　花椒末少量　鸡蛋三枚

【制作方法】　先把云花牛腿肉，如法切成细肉丝，剔净筋膜，一点也不能存留，再把大葱白洗净，横切作一寸长一节，再顺筋切成细丝，这是第一步工作。

第二步把牛肉丝放在大碗里，加入酱油、花椒末，不住地揉捏，使牛肉丝把酱油全部吸收了，再把鸡蛋三枚敲破放入继续揉捏，使牛肉丝都穿上鸡蛋衣。

第三步把菜籽油入红锅，武火煎极滚沸，火力须要特别加大，油锅青烟四射，似乎要燃起来的样子，这时才可以把肉丝一齐放入油锅内，运用"红锅"的炒菜法（见前述干煸牛肉条），"抄挪"很快，大约抄挪十下，这时看

肉丝已大体"分家"，不粘连在一起，掌握时机立刻把甜面酱很快地全部加入，同时用很快的抄挪手法，把甜面酱都穿衣在肉丝外面，又大约抄挪十下，立刻把炒锅提起，离开炉火，很快倾入碗内或盘子内。这碗或盘子里，事先把葱丝安置在碗底的，肉丝即全部堆在葱丝上面，这样焖过二三分钟，即可用筷子拌和葱丝、肉丝，开始细嚼慢吞了。这种服饵方法，生熟并用，不特味道调和，嫩滑软细，营养价值特别提高。

按："抄""挪"的炒菜手法是有分别的。"抄"法已详见干煸牛肉丝条文里。"挪"法是用左手掌握着炒锅的"柄"或者"锅耳"的一种操作方法，一面用右手使炒瓢或者锅铲在锅内抄翻着，一面用左手紧握锅柄，运用左腕的腕力，把炒锅蓦然地一抖战，使锅内的肉丝末来一个"大翻身"，是以火力油爆平均为目的的。这手法说来容易，做作艰难，须得有相当的经验才能操作裕如。

（2）泡葱头的处方

【材料选择】 小葱头不拘量，大葱头不能作泡菜用　泡菜坛和盐水适量

【制作方法】 详见心脏病薤白条下，照那方法去做，服食也相同。

9. 素炒荠菜的处方

【材料选择】 嫩荠菜不拘量，洗净　菜籽油适量　食盐适量　生姜片少许

【制作方法】 这个处方是归纳入素食门的。荠菜家种、野生的都可以用，选择嫩芽叶，淘净之后备用，另把菜籽油或者豆油适量地加入红锅内，武火煎油滚沸，先下食盐和生姜三五片，炸取姜汁性味，再把荠菜一起放入油锅内，须用竹筷子抄翻，不能用锅铲和炒勺，因为不灵活抄翻不转，看菜熟透了，取出佐饭或佐粥服食，或配合红烧清炖清蒸一类的荤菜服吃，符合荤素相间、浓淡相调的原则，营养价值能够提高。

10. 素炒车前草的处方

【材料选择】 嫩车前草心不拘量　菜籽油适量　生姜三五片　食盐适量

【制作方法】 与素炒荠菜是一样的做法，不过选材料不同而已。

按：车前草是一种野生的草本，叶丛生而圆阔，似夭桃形状，到盛夏时中心抽出一茎直立向上，结子如麦穗，名叫车前子，有名的五子茶汤，车前子是主要成分。

又按：另有一种草名叫"蛤蟆草"（不是癞蛤蟆草），与车前草同科相类，

极容易混淆不清，切勿错采了。这二者其实也很容易辨识，车前草叶背的筋纹理致是五条，蛤蟆草叶背的筋纹理致是三条。

把它们辨识清楚了，专采五条筋纹的车前草，选择肥大鲜嫩的，连根掘起，再把四围老的叶子摘除，只留中间嫩叶心子，齐根脚处掐断，淘洗干净，照炒荠菜方法炒好，配合荤菜或佐粥佐饭服食。

11. 决明子车前子茶的处方

【材料选择】 决明子二钱，炒 车前子一钱，炒 百花露或石泉一盏

【制作方法】 这处方是"五子茶"的变方，以喝饮本味为原则。制作方法，先把两样炒制好，再照前心脏病茶饮条文处理。

12. 苹果羹的处方

13. 李子羹的处方

14. 韭菜包饺的处方

这三种处方和制作方法与服食方法都参照前述心脏病的食谱分别处理。

15. 灵空青膏的处方

【材料选择】 灵空青不拘量，以多为胜 蜂蜜二斤 饴糖一斤，即麦芽糖

提起了灵空青，不特少有人使用，而且连这名字也很陌生，诸家药典记载，也不很翔实，只说它明目养肝而已。然而在养生家和食医的服食品里，却归纳在"奇珍类"而属于上品，是不容易弄到手的稀罕之物。从前讲究服饵的人们，对它有浓厚的迷信神话，自然不值一提，可是它在饮食疗法方面确有价值。在科学立场上看它，灵空青水的比重是很重的，含有丰富的磷、银等矿质的液体，富有营养价值和治疗作用。

按：灵空青系储藏在矿石里的一种清冷彻骨、莹晶无尘的清水，多产生在朱砂、水银、雄黄和银矿的沙崖层中，外面系一种坚硬而特别重的不规则的圆形石卵，里面藏着一泓清水，这叫作"空青"。有些更特别的空青水里，还生活着鱼、虾、蚌、蟹和龙形的爬虫类。这才叫作"灵空青"。这些生物遇见空气即硬化如石，在川滇黔各省，常在挖崖筑路中或矿坑里，每每遇见这个好东西，可惜没人识货，把它践踏了。

【制作方法】 把空青选好了，先把蜂蜜、饴糖入紫铜锅内，文火炼膏，一面临时用"摇钻"钻石开孔，把空青放流出来，倾入糖膏内，用柳枝箸不住搅和，使它溶合均匀。如遇见水内有生物的灵空青，立刻连水倾在瓷质乳

钵内，急速地捣烂，再迅速倾入糖膏内，搅和如法，俟起蟹眼沸，即收膏封存瓷缸内。

　　每天临睡前，服食一茶匙，在口里细细溶化，缓缓咽吞，即安然入睡。服后忌吃各种血，如鸡血、鸭血、猪血一类的东西。

16.香木瓜露的处方

【材料选择】　香木瓜十枚，切片　蜂蜜适量

【制作方法】　首先要懂得升炼花露的操作，凡是升炼各种露，与烤酒的方法方式一样。原有一套升炼露用的整套工具，即是用蒸馏的原理，把它蒸馏冷却为露，收存玻璃瓶内服用。懂得这工具的用法，把香木瓜切片放进蒸馏锅中，如法蒸馏，取露存用。一般中药店都会这方法，大约都有这种工具，一般在夏天蒸银花露等出售，可以委托他们代作。

　　木瓜露蒸馏好了，每天把它当作饮料喝，临时兑入蜂蜜，甜淡由自己所喜，适量加入。

17.鳖甲鱼

（1）清蒸鳖甲鱼的处方

【材料选择】　鳖甲鱼一只，约三斤重　猪网油一大块　食盐适量　生姜三片鲜笋片三两　胡椒末少许　葱白五根　鸡鸭火腿原汁浓汤一大碗

【制作方法】　分为两大准备工作，第一要先炖好一碗鸡、鸭、火腿的原汁浓汤，把浮油吹去不用，以备和鳖共蒸。第二先把鳖宰去头和剖去肠杂，只留腹里的蛋，冲洗干净，再把猪网油摊开，将鳖整个包裹着，放入鸡、鸭、火腿原汁浓汤里，再放入食盐、生姜、葱白、胡椒末、鲜笋片，最后放进蒸笼，扣紧笼盖，武火蒸三小时，一直把鳖甲鱼蒸"熟烂透心"为度，取去笼盖，佐饭服食或空心随意服食。

（2）红烧鳖甲鱼的处方

【材料选择】　鳖甲鱼一只，约三斤重　北沙参二两，南沙参也可用　鲜怀山药三两　红甜萝卜三两　青菜头三两　黄精二两　乌灵参一两　酱油五汤匙　食盐一茶匙　花椒五十粒　胡椒二十粒　生姜一两　葱白十根　山奈一钱　八角茴香一钱　麦芽糖一两　猪油三两　火腿半斤，半肥半瘦，切　乌骨雌鸡半只，切块麻油一两

【制作方法】　准备事项：先把鳖甲鱼宰割冲洗干净，乌骨雌鸡切成胡

桃大的碎块，火腿切成"骨牌片"，北沙参、青菜头（剖去外皮）、红甜萝卜用滚刀法切成螺旋块，黄精切成"筷子头"，乌灵参切八片作月牙形。然后按如下次序操作：①先把猪油放入红锅内煎滚沸，即放入鸡块与乌灵参，用油锅炮过一遍，炒炮的火候以鸡肉外面血色收敛，表面已半熟为标准。②一次搋足净水五大碗，同时放入整个鳖甲鱼和食盐、酱油、生姜、葱白、花椒、胡椒、山奈、八角茴香、火腿、黄精等炒和一遍，覆上锅盖，将水汤烧沸，即转入砂锅内，覆紧盖子，用文火慢慢煨烧。③两个小时之后，看锅内鳖、鸡都接近"烂熟"的程度，即放入萝卜、山药、青菜头、北沙参，继续再烧再煨。约一小时，再看所有的东西都一齐"烂熟透心"，汤汁浓缩，即放入麻油，略事炒翻一遍，即全部取出。用大碗盛着，佐饭服食。

服食这两种鳖甲鱼，不可同时吃苋菜，因为它们性味相反。又关于服食不完的鱼肉菜，第二天可再蒸热来吃，不可再入锅内重炒，因为胶质过浓，见火会焦。

18. 七星鱼冬瓜蘑菇原盅汤的处方

【材料选择】 七星鱼一尾，去头翅，切瓦块形　冬瓜一斤　生姜一小块　蘑菇一两，洗净沙，整用不切　葱白五根　胡椒末少许　食盐适量　麻油一汤匙　鲜藿香一撮，切　鲜笋二两，切片　火腿少许，切片

【制作方法】 先把七星鱼宰剖洗净，切成"瓦块鱼"；冬瓜切成"骨牌片"；鲜笋切成薄片。蘑菇另外事先用开水一大碗发开，放少许食盐入内，洗涤细沙，同时把这洗蘑菇的水保存起来，不可浪费，把它澄清，只取清水作汤是最好的材料。

准备工作做好之后，即把鱼片、笋片、火腿片、蘑菇、生姜、葱白、食盐、冬瓜片、胡椒、麻油等一并放入特制的瓷盅缸内，再加入洗蘑菇的水，以装足大半盅为标准，如因蘑菇水不够，可酌加入开水凑足定量。这些工作做好，即放入蒸笼里蒸足一小时，不可久蒸。取出服食时，临时撒上少许鲜藿香末（没有可不用）。

19. 熘芙蓉七星鱼片的处方

【材料选择】 七星鱼一尾，切薄片　鸡蛋清五枚去黄　食盐一汤匙　菜籽油三两　猪油三两　葱白三根，切滚刀　泡酸红辣椒二个，切细丝　凝粉适量，水调化

【制作方法】　先把七星鱼用"片刀"做成大块的薄片，在大碗内拌和食盐与鸡蛋清。轻轻拌和匀，不可把鱼片拌破碎了。把这些饵料都切好，拌好，再把菜油、猪油，一并放入红锅内，锅要洗得特别干净，否则影响白色。用武火烹煎滚热，火力愈大愈好，看油锅内青烟冒起，即速把拌好鸡蛋清的鱼片，放入油锅，用炒瓢"抄挪"的手法，不住抄挪，看鸡蛋白凝固，鱼片"分家"了，即速放入泡红辣椒丝、葱白，再不住抄挪着，大约来回十五下，即放入事先调好的凝粉，再抄挪五六下，即速离火，将炒锅提起，倾入大盘子内盛着，随意佐饭服食，或佐饮酒、露都可以的。

这种服食方法，有个特点，第一，颜色雪白，如白芙蓉花瓣，雪白中点缀几丝红色的酸辣椒，不特调味鲜美，而且引人入胜，馋涎欲滴，这叫作"色、香、味"三绝。第二，这种烹饪方法，鲜嫩无匹，每一种材料，都刚刚到"熟而不老""嫩而不生"的火候，就科学分析它，各种维生素未经破坏，营养价值因此提高。

20. 各式肝糕的处方

【材料选择】　鸡、鸭、猪、牛肝至少二斤，任取一种　鸡蛋清十枚去黄　胡椒末一撮　鸡鸭火腿清汤一碗　食盐一撮

【制作方法】　在四种肝中先选择任何一种，都可以做材料，但至少需要二斤。选材以黄色的肝为上品，把肝切成薄片，放入石臼内，捣杵为泥，再用葛纱布包着，挤滤一过，渣滓再捣再行挤滤，以肝汁挤完为止。然后把肝汁兑和鸡蛋清，搅打调和，务求均匀，同时调入食盐一小撮，不住搅打和匀，最后放入蒸笼里蒸一点钟（夏天只要半小时到四十分钟），肝糕即凝固而成功了。

再把如法清好了的鸡鸭火腿汤，轻轻灌入蒸肝糕的碗内，不可冲烂了肝糕，这清汤色清如水，浮在肝糕上面，再撒上少许胡椒末，再度重蒸半点钟（夏天只蒸十五分钟至二十分钟），即可取出，宜趁热服食不宜冷了，用汤匙舀着服食，最好在晨起空心的时间。

21. 凉拌糖醋素胡萝卜的处方

【材料选择】　红甜萝卜二枚，去皮捣破碎　白糖一茶匙　醋二汤匙　酱油一汤匙　麻油一茶匙　鲜生姜汁一茶匙

【制作方法】 先把红萝卜刨削去表皮，切成两片，平铺在案板上，用刀背槌成破碎的小块，形式任其自然。把这碎萝卜块盛在碗里，即放入糖、醋、酱油、姜汁、麻油，拌和均匀，约经十五分钟，即可随意佐饭佐粥服食了。吃时需再拌和佐料汁，味更鲜美，清脆之中，有一股"菜根香"的真味。这是生吃的素食品，萝卜的维生素，全部保存，营养价值高，成本低廉，操作容易，最适合一般人们的需要。

22. 白菜三下锅的处方

【材料选择】 嫩白菜梗半斤，切　胡萝卜半斤，切　蒜苗五根，切三分长　白萝卜半斤，去皮切　食盐一茶匙　辣椒粉适量　菜籽油四两　凝粉一汤匙，水调化

【制作方法】 先把白菜、胡萝卜、白萝卜分别切成"骨牌片"，随即把菜籽油入红锅，武火煎滚。首先下白萝卜片，仍不住炒翻着，见白萝卜已半熟了，第二次下红萝卜，见红萝卜已半熟了，第三次下白菜梗，仍旧不断炒翻着。在这三次"下料"期中，完全用"干煸"方法，一点水也不能用，一直见白菜梗也半熟了，再下食盐，盐味切忌过重，因为这个菜是以素食为主，而要吃本味，所谓"菜根香"的滋味，更不能用酱油，因为酱油下锅，菜即变为褐黑色，味道也变苦而非本味，于"色、味、香"的要求有损。这时才搀入水小半碗，改盛在小砂锅里，用微火的火候，缓缓地煨着约半点钟，全部材料熟透软烂了，即略事炒翻，同时加入蒜苗叶、辣椒粉，再炒翻三五下，即下凝粉，把汤汁浓缩盛在碗里，从事服食，佐饭或配合红烧荤菜服食最妙，浓淡相间，正到好处。

23. 翡翠冬苋菜的处方

【材料选择】 干贝一两，开水发，撕成细丝　冬苋菜三十根，留嫩叶去老皮，留茎心　鸡油四两　瘦火腿末一撮　食盐一汤匙　凝粉一汤匙，水调化　胡椒粉一小撮　鸡鸭火腿浓汤一碗

【制作方法】 先把干贝用开水发透，淘洗干净，撕成细丝，愈细愈好。另把冬苋菜材料选好，选择肥壮、粗大、一茎直上，约指头粗的嫩尖，每根约五寸长，先淘洗干净，再把粗茎的表皮顺向嫩尖上褪剥，将表皮褪剥干净，只留尖上的嫩叶几匹，仍要连生在茎心上，不可剥断了，再把滚开水一壶浇淋这冬苋菜一遍，这样可使菜的颜色永保青翠，不会因煎烹而变为黄色，失去了色、香、味三绝的要求。把这两种准备工作，分别做好，再着手

第二步烹饪工作。

先行把鸡油入红锅里煎滚，首先下干贝丝，在油锅内烫炮一遍，再下冬苋菜，略事抄翻。即加入鸡鸭火腿浓汤一大碗，用文火细细地煨着，这时特须注意，决不可覆上锅盖，应当敞开煨烹。同时加入食盐一小撮，胡椒粉少许，瘦火腿末一撮，约经三四十分钟，冬苋菜的茎心熟透软烂了，即放入凝粉，浓缩原汤。把它头尖并齐，盛在八寸盘子里，佐餐服食，这颜色青白相间，青翠欲滴，白润如油，中间夹杂一星星的红火腿末，翡翠合璧，色香味都齐备了。

这个菜和肝养脾，滋阴降火，营养价值很高，尤其孕妇服食这方，能预防难产。

四、脾脏病的食谱

(一) 总则

脾脏受了病，一般的症状综合起来，它的症状群约如下面所述：脾脏受了外邪，则病肌肉疼痛；脾脏的阳气有余，阴气不足，则现腹中发热，容易饥饿的症状；脾脏的阳气不足，阴气有余，则现腹中冷痛，肠内蛙鸣，面色现黄，时时噫气，思想不集中，每遇一事一物，都会攀缘着想入非非，在肚脐的周围，时有动气，压按它觉得有物触指，而生微痛，腹部胀满，消化不良，身体沉重，关节胀多痛少，急惰好卧，四肢无力；脾脏郁热太甚颜色发黄，而肌肉蠕动，有如虫行；还有一种特别的脾症，只是发高热，腹中热甚，心烦不安，全身发黄，这病理叫作"肝传之脾"，病名叫"脾风"。

这些症状群，须要分辨它的"虚""实"。四肢不用，五脏不安，腹内气满，肠鸣泻泄，饮食不化，是属于虚证的。肚腹胀痞，大小便不利，身重善饥，肉蠕动，脚下疼，是归纳于实证的。

食医对于脾脏病的饮食疗法和营养服饵，有个最高原则，所谓"脾苦湿，急食苦以燥之""脾欲缓，急食甘以缓之"。脾苦湿的意思是说脾脏喜欢燥而恶湿，湿留在脾，是属于邪有余的实证。脾欲缓的意思，是说脾的正气因受邪而苦急，失去了缓和畅达的正常性，是属于虚证的。除了苦、甘二味之外，还应当服饵咸味。这是五味"所胜"的原理。

脾病宜服饵大豆、猪肉、栗子、藿香、粳米、牛肉、大枣、葵子、柿子、饴糖、小米、陈仓米、糯米、蜂蜜、鲫鱼、鳝鱼、泥鳅鱼、黄豆芽、鸡头肉、薏苡仁、茯苓糕、鸭肫干、鸡肫干、雁肫干、猪肚子、牛肚子、糯米草、苦竹笋、金针花、苦瓜、兰花根、侧耳根、饭焦。

(二) 食谱举例

1. 粳米薏苡仁粥的处方

【材料选择】 粳米半合，淘洗　薏苡仁一合，淘洗　水三倍于米量

【制作方法】 把二味个别淘洗干净，一次用足三倍米量的水，先把薏苡仁下锅，文火煮滚，约煮二十分钟，再下粳米同煮，以煮到"烂熟透心"为标准，即所谓"烂、酽、泛"的火候。

这粥以淡食配合素食的菜蔬品为原则，也可以加入白糖、饴糖、蜂蜜，作成甜食。

2. 小米糯米粥的处方

【材料选择】 小米半合　糯米半合　水三倍于米量

【制作方法】 与通常人家里作小米粥一样，不过配合糯米以调和甘淡的性味，营养价值就提高了。服饵以淡食为原则，宜配合素食菜蔬，也可以加入糖，做成甜食（见前条）。

3. 鸡头肉糯米羹的处方

【材料选择】 鲜鸡头肉二两　糯米一小撮　冰糖一两

【制作方法】 把鸡头肉和糯米一起淘洗干净，同入砂锅里，一次加入两倍米量的水，文火煨煮，煮到"烂熟透心"为标准。再放入冰糖烊化，继续再煨五分至十分钟，即可取出服食了。

按：鸡头肉又名芡实，生在水塘里，形如鸡头，所以又名鸡头肉，用新鲜的最好，过了季节，用干货也可以的。

4. 大枣

5. 柿子

大枣、柿子这两种服食品，都宜做成蜜饯。随意作点心服食。这二种蜜饯品，市上可以买到，这里不必多述了。

6. 牛肉

关于牛肉的各种服饵方法详见前述。

7. 葵子

葵子糊的服食和制作方法，详见肝脏"大枣胡麻葵子糊"条文。不过应当除去胡麻不用，只用大枣葵子就行了。

8. 猪肉

（1）红烧猪脚栗子的处方

【材料选择】 猪前脚一对　栗子五十粒，去壳　大枣十枚　饴糖二两　蜂蜜二两　鲜藿香一撮，切　苦竹笋四两，切筷子头　金针花一两，开水发，洗净

这处方的作用，大补脾脏的正气不足，完全服食甜味，在甜味当中，加入苦竹笋，以苦燥和苦泻的作用来调和它，使五味的相制作用，充分地发挥，以避免补得太过的流弊，因此脾脏"邪实"的病人，这个处方是不能服食的。要真正脾脏"正虚无邪的人"，才可以服食，才会收到滋补营养的疗效，否则反而补塞着了。

【制作方法】 先把猪脚如法炮制好（见心脏病食谱），先入砂锅里，加入三大碗水，文火慢煨，煨到熟透，"骨肉分家"为标准，即先加入栗子。约煨三十分钟，再加入大枣、苦竹笋、金针花、饴糖、蜂蜜，调和均匀，继续用文火慢煨着，不时用筷子抄翻，以免"生锅""发焦"，一直到糖的香气四溢，栗子也烂熟酥松，火候就到家了。即速离火，取盛大碗内，撒上鲜藿香碎末，调拌着服食，佐饭或佐酒，随意服食。如果吃不完，第二天只能蒸热了再吃，不能再见火的。

（2）猪里脊苦竹笋金针花汤的处方

【材料选择】 猪里脊肉二条　苦竹笋二两，切片　金针花一两，开水发洗　食盐一撮　酱油一汤匙　生姜一小块　麻油一茶匙

【制作方法】 先把里脊肉用"片刀"作成薄肉片，装在碗里，把酱油加入，拌和吸收，等候使用。

另外把金针花、苦竹笋片、生姜块放入锅里加入冷水一碗，或者猪骨头熬的奶汤，或者鸡鸭火腿清汤，都可以选择使用。放入食盐一撮，先行用武火烧沸，约五分钟，即把拌和酱油的里脊肉片，用手分散开，一齐放入汤内，加大火力，约二三分钟即沸滚起来，肉片也翻上汤面，即速离火，倾入碗内，开始服食，佐饭或佐点心吃。

按：猪里脊肉，附脊而生，每只猪只有两条肉，是猪身上最好的"精

华"，特别细致嫩美。这两块肉与鹿脯相似，它的肉纤维不长，是一种环肌组织，食谱说它没有"横竖"的经络，不用刀法去迁就它，横竖切来，无不如意，又说它为"炼精之库"，为"髓源之荥"。凡是兽类和人，都生有这两条里脊肉，这东西失去了作用，五脏的俞穴将会闭塞，而致脊椎强直，不能前弯后仰或骨节硬化，石灰质增长，胶质减少，气质发生变化，很难治疗。反面来看，根据以类补类的原理，服饵里脊肉，则可以大补精髓，亦即增加分泌和制造精髓的功能，在食医的服饵学说，血肉品里面，是最受重视的材料。它的服食方法，变化很多，最宜于作汤和做包子、饺子，尤其是做"汤包"和"云吞"（又名馄饨，四川名"抄手"），特别适宜。

（3）红烩猪肤大豆的处方

【材料选择】 猪肤四两，油炮酥，切　雪山大豆二两，浸泡，去皮　食盐一汤匙　番茄十枚，去皮子　猪油四两　生姜末一撮　葱白五根，切滚刀　茭白四两　菜豌豆四两，去弦筋　嫩玉米苞芯四两，去苞壳红缨　凝粉一汤匙，水调化

【制作方法】 猪肤即平常吃猪肉时，累积下来的猪皮子，把它的肉全剥剖干净只留尽皮，煮熟了之后，把毛拔干净，用绳穿孔，悬挂阴干，以备随时服用。这材料以"肥厚"为上品，背脊上的皮最合标准，肚皮和腿缝的皮最下等。把阴干的猪皮，先放在油锅里炮制，炸过一遍，炸到酥松以起"蜂窠小眼"为度，亦即像海绵那样酥松，这成品名叫"享皮"（这油锅的油必须用猪油，而且油要多，至少要二斤，但并不消耗油，炸了猪肤，这锅油折耗不大）。随即取出，候冷却了，切成"骨牌片"，或者加工做成各式花样，例如做"古老钱""一块玉""雪花六出""卷心笋""太极图""清白传家"等等花样。这叫作"手工菜"，是讲究做工的名堂，虽然不适合于广大的群众，但有它的艺术价值，比外国西菜进步多了。

雪山大豆，这种豆有点像白扁豆，但体积大些，是四川雪山的特产，东北出产的也很好，先把它用温开水浸泡发透，再把皮壳褪脱。

茭白，又名"蒿笋"，生在水塘里，有点像水芦，在夏秋之交，茎的近梢处，生长一种笋，叫作"蒿笋"。在很嫩的时候，这笋剖开，只有小指头大，最合标准，每个整用不能切开。

玉米苞芯，又名苞谷，在刚生苞，略见红缨的时候，采摘下来，褪去苞壳和红缨，只有小指头大，仍整个使用，不必切开。

菜豌豆是一种特别的豌豆，它的肉很厚，豆子也很壮嫩，表面生来疙瘩不平，像癞虾蟆似的，非常嫩脆，富有甜味，颜色翠绿，把它两面的弦筋抽去。

番茄用开水一烫，把皮撕去，剖去瓤子，只用它的肉，也可以用近代西菜里的"所司"酱代替。

先把材料选择好，如法炮制切开，即先把猪油入红锅煎滚沸，同时放入大豆和番茄，熘炸一遍，使大豆的淀粉分子酥松，容易烂软入味，番茄有酸性，可使大豆加速烂软，吸收入味，再加入做好的猪肤和食盐，又加水一大碗，文火慢烩，一直到猪肤都软了，大豆"沙粉"了，即放入茭白、菜豌豆、玉米苞芯（这三种材料，因产生季节不同，不能同时弄齐，任取一二样加入）。把它抄翻均匀，继续再烩约五六分钟就行了，不能把它烩软，因为这材料，是以生脆为原则，吃菜根香本味的。最后放生姜末和葱白。再抄翻五六下，即放入凝粉，浓缩汤汁，盛在碗里，颜色鲜艳，五彩夺目，佐饭服食。

9. 鲫鱼

（1）白萝卜丝鲫鱼汤的处方

【材料选择】 鲫鱼半斤重一尾，去鳞杂　白萝卜茶杯大一枚，去皮，切细丝　白胡椒末一撮　食盐一茶匙　葱白五根　生姜片五薄片　麻油二汤匙　猪油一汤匙

【制作方法】 先把鲫鱼鳞杂去了，萝卜丝切成很细，即把猪油麻油同入红锅里，生姜片先炸焦捞出不用（不放生姜即会生锅，鱼会炸烂）。随即放入鲫鱼，在油锅里略事炮熘一遍，以鱼尾翘起为度，这时速即翻转一面熘炸，不可炸得太老了，即加入水一大碗，这水搀下时火力要加大一些，即会变成白色的"奶汤"，最后放入葱白、胡椒末、食盐、萝卜丝，煮沸约经二十分钟，即可盛在汤碗里，佐饭服食。

按：鲫鱼与各种鱼类性味不同，《本草经》和食谱都说它"属土"，是补"脾土"的鱼类，是服饵的上品。

（2）鲫鱼面的处方

【材料选择】 鲫鱼一斤，去鳞杂　生姜一大块　小葱一撮，切　胡椒末一撮食盐一茶匙　酱油二茶匙　泡雪里蕻酸菜一撮，切细末　鲜笋一只，切细末　鸡蛋五枚，搅　猪油三汤匙　凝粉一汤匙，调化　花菇一两，温水发开，切丝　蛋清

菠菜汁细面适量　麻油三汤匙

【制作方法】 把鲫鱼鳞杂除去，放入砂锅内，加水一大碗烹煮，同时放入生姜一块，胡椒末，食盐一茶匙，文火慢煨，煨到鱼的"骨肉分家"，即用漏瓢与筷子把鱼刺剔出，在汤瓢里细细滤过，务求把鱼的"扬匕刺"都滤除干净，或者用纱布包着挤滤，把鱼肉挤滤出来，仍然放入原汤内，继续烹煨着。一面把荤素油放入红锅中煎滚，放入雪里蕻酸菜、鲜笋、花菇丝，翻炒一遍，即把鲫鱼的原汁浓汤加入，同时加入酱油，全部调匀，再加入鸡蛋（事先搅打蛋黄蛋白混合）不住炒和。看蛋花成了，即加入凝粉，浓缩原汁，以不干不稀为标准，这叫作"二流酽"，盛在碗里，撒上葱花，备作"浇头"之用。

把浇头做好，另外把事先特做的蛋清菠菜面（颜色翠绿，是用菠菜叶榨汁，配合鸡蛋清调和做成的面条）适量投入面锅水中，煮熟挑入碗内，用面篓挑面，将水"吊干"，不带一点面汤，这名字叫作"干搂"。煮面火候又分硬软二种，吃硬性一点的面名叫"带黄"，吃软性一点的面名叫"带柔"。各随所喜好了。把面盛好之后，再把浇头浇上三五汤匙，如喜吃辣椒和酸醋的人，临时可加入适量的辣椒油和酸醋，加工变为"酸辣的"味道，更为鲜美，随意当点心服食。

10. 鳝鱼

鳝鱼这东西，根据《本草经》和仙道食谱的说法，认为它最补脾土，"其性通窜""自为牝牡，补泻相缘"。这意思是说脾脏过燥过湿都会肿大，服饵这东西，它能对症发生补泻的相应作用。脾脏肿大了它能发挥窜的性能，使脾脏消肿，脾虚作胀满的人，它能发挥通达的作用，加强脾土的运化功能。

（1）素椒鳝鱼面的处方

【材料选择】 鳝鱼五斤　胡椒末一撮　川花椒末一撮　生姜末一撮　白酱油三汤匙　食盐五汤匙　芝麻酱适量　醋适量　辣椒油适量　蒜泥适量　葱末适量　豌豆苗一小握，或菠菜　甜酱油适量，或用白糖代替亦可　猪油适量　芝麻油适量

【制作方法】 先把各种作料，分别做好，各别装着，以备临时作适量的调配，随各人心之所喜，酌量地配合五味，预先调配妥当，装在碗里，以备和面。如能吃辣、麻、辛、甜、酸，五味配齐，更饶风味。从实验中体会出

五味相调的作用，能使五脏条达，神清气爽，食欲大振，齿颊留香。这证实了中国食医的学理，并不简单，而有它治疗和营养的高级价值。

这面完全是用鳝鱼做成的，并不是我们通常说的鳝鱼浇头面。它的制作方法和程序，详述如下。

第一，把鳝鱼材料选好，用铁钉钉住它的头，钉在一块木板上，用薄口锋小刀，从头部剖开，循着腹部，一直到尾部为止，剖成直线，把肠杂除去，头部同时切除不用，这种方法叫作"软刀"，是留着骨头的。做红烧或干煸的材料时叫作"火炮筒"。如果另从颈部循着背脊骨剖开，取去背脊骨头和肠杂，这种方法叫作"硬刀"，是不用骨头的，做红烧或干煸的材料时叫"马鞍桥"。但做鳝鱼面只能用"软刀"，因为要专门取用它腹部的"划水"肉两条，才细嫩鲜美。

第二，把鳝鱼宰割好了，即用食盐拌和，不住地在鳝鱼身上上下往来抹着。把鳝鱼的涎液抹出来，再用温水洗净，再用食盐撒拌，再三抹捏，反复地冲洗干净，以涎液干净为度。这方法不特去尽涎液，而且富有消毒和杀虫的作用，因为鳝鱼身上寄生着一种"铁线虫"，食盐可以"化之成水"。

第三，把鳝鱼去涎消毒、杀虫，一系列的工作做好之后，即开始做制面条的工作了。先将一锅水烧滚沸，放入鳝鱼，在滚开水中烹煮，这种方法名叫"激水"。"激水"的火候只可激到八分火，不能熟透，看见鳝鱼蜷缩，头尾翘起来，即是火候到家的标准。立刻把它捞出来放在大盘子里，急速趁滚热的时机（冷则撕不成条），仍用薄口小刀从颈部切开，约为韭菜叶宽的一条"刀路"和"绽口"，左右两边一齐切好，再用指头拈着这两条"刀路"的"绽口"，顺势往尾部一撕一拉，则两片如韭菜叶宽的鳝鱼肉，应手成条地撕下来了。放在另一盘里，每一条鳝鱼都如此操作，所取下来的两条划水肉，形如韭菜叶的面条，这样鳝鱼面的材料，就告作成功了。

第四，另外烧沸一锅水，先放下豌豆苗或者菠菜，在水里烫成半熟，即用竹篓捞起，"吊干"水汽，放在调好五味的碗底里。

第五，再把撕下的鳝鱼面，放入沸水里烫滚一遍，以刚刚烫熟透心为标准，不可太烫烂熟了，看见鳝鱼面全部蜷缩翘起，即是恰到好处的火候，随即用竹篓捞出，"吊干"水汽，放入事先调好五味和豌豆苗的碗里。拌和五味作料，即可服食。但要注意，五味中的蒜泥，决不可少，因为大蒜配合鳝鱼，有疗病的作用，不只是调味而已。

第六，剩下鳝鱼的背脊肉，可以切成一寸长一段，加工作成"火炮筒"，另外作为红烧或者干煸的材料。不过，这两种做法，都须使用大蒜作"佐料"，又名"俏头"。按：俏头的意思是说配上这种佐料，等于人们插戴一朵鲜花，或者点缀头面的装饰品，深含"俏"的趣味，这名字取得轻薄而带幽默。

第七，服食时候，配合一碗素汤或者清过的荤汤，再配合一碟泡咸菜或者凉拌素菜，以调配浓淡得宜。

（2）龙凤配的处方

【材料选择】 鳝鱼半斤，去脊骨　白鸽子一只，去毛肠杂　赤砂糖二两　麦芽糖一两　花椒末一撮　炒食盐末一撮　生姜片五片　菜籽油四两　麻油二两　酱油二汤匙

【制作方法】 所谓的"龙"即是把鳝鱼熘炸，而食甜味；所谓的"凤"即是把鸽子熘炸，而食"椒盐味"。因此有"椒盐"和"砂糖衣"两种不同的味道，二味相和，香脆相间，大补脾胃。兹将它的制作方法，分别介绍如下。

第一，把鳝鱼用"硬刀"做法，剔去脊骨，如法去涎洗净，但不去头，须用整个一条鳝鱼，用细麻线扎成盘龙形式，逐条做好准备工作，一齐放下油锅里熘炸。油锅须把菜油、麻油混合煎沸，先放入生姜炸焦，捞出不用，使用文火，切忌武火。不住用筷子炒翻鳝鱼，把它炸到香酥松脆，内外一样的程度，即把余油倾出，只留鳝鱼在锅内，即速放入赤砂糖与麦芽糖，在锅内烊化，把糖汁穿一层衣，使每一条鳝鱼，都穿上糖衣，十分均匀。看糖汁已老，水汽已尽，能"吊线""成珠"，即把它取出盛在大盘子内，重叠有序地排好。如在夏天，须用扇子扇风，使糖衣收汗，配合着白凤服食。

第二，白毛鸽子收拾清洗干净，用酱油里外都涂抹一遍，再用麦芽糖薄薄抹一层在外皮表面。这一切工作做完，即开始用武火火候烧油滚沸，仍先放入生姜片，炸焦捞出不用。再左手执"铁抓子"，把鸽子足部抓着，倒悬在油锅中心，右手执汤瓢，把沸油舀起，浇淋在鸽子身上，里外都一齐浇透，如此往复地淋浇，一直到鸽子烫熟，外面的皮层已经香脆，而里面的胸

肋骨也同时香脆，只有"表里之间"的肉刚刚烫熟，鲜嫩无匹。在两面香脆之中，夹着鲜嫩细腻的肉，这种做法名叫"油淋"，又叫作"流沙"。这样的火候到了，即把油沥尽，放在盘龙鳝鱼的上面，另外装备一小碟"椒盐"，把鸽肉撕碎成块，蘸着椒盐服吃，一面配合着甜的盘龙，细细地佐酒，或者佐花露，或者佐面茶，随意服食。

（3）红烧马鞍桥的处方

【材料选择】 鳝鱼半斤，硬刀法去脊骨，切节　大蒜四两，去皮　酱油三汤匙　豆瓣酱一汤匙　胡椒二十粒　花椒五十粒　生姜五片　菜籽油四两　猪油二两　黄酒五两　食盐一茶匙　芹菜梗二两，去叶，切细末　山奈一钱　八角茴香一钱　赤砂糖一撮，或用白糖　凝粉一汤匙，水化开

【制作方法】 先把鳝鱼如法剖去肠杂，用硬刀法剔去脊骨，再如法除去涎沫，经过消毒，冲洗干净，即切成二寸长一节，放在碗里拌和少许的酱油，准备烹调。

把菜籽油、猪油混合入红锅中，文火煮沸，先放入生姜片，炸焦捞出，随即放入准备好的鳝鱼，慢慢地熘炸同时炒翻着，一直炸到鳝鱼每节翘起如"马鞍"一样，同时里外都炸酥松香脆，水汽全部炸干，一点"哧！哧！哧！"的爆油声音听不见了，即是火候到家的程度，这时即把大蒜全部放入油锅，略事熘炸，大约三五分钟，看大蒜已经软皮了，随即放入黄酒"烹激"约二三分钟，再放入豆瓣酱，二三分钟后继续放入酱油、食盐、胡椒、花椒、山奈、赤砂糖、八角茴香，一并炒翻，如有鸡鸭汤则"喂汤"两小碗，否则"喂水"两小碗也可以的。覆上锅盖，文火慢慢地煨烧，一直烧到大蒜"粉烂"，鳝鱼由酥脆而又返还"软、烂、松、嫩"的程度为标准，这种烧法和火候，名叫"软渡还魂"。

火候烧到家了，即放入芹菜末，略事炒抄二三分钟，随即放入调化了的凝粉，不住炒和浓缩"红汤"，盛在碗或盘子里，佐饭或佐酒服食。

剩下的鳝鱼或者红烧原汁，第二天把它蒸热，改做面条的浇头，或者米粉的浇头，是非常好的服食品，也是节约的好办法，一点也不浪费。

按：鳝鱼的选材，以黄色为上品，以粗壮肥大为标准。据食医食谱记载，有养鳝鱼的秘传方法，能使瘦小的鳝鱼，在两个来复期内（七天为一个来复），壮大肥硕。这方法我曾做过试验，确能收效。

【附】 养鳝法

用平底的瓦缸一只，满盛清水，水的深度，不得超过一尺，每天放入童便一合，逐天换水，同时加入童便。就这样养下去，鳝鱼自会肥壮。注意童便不可放过量，否则鳝鱼反而死了。这食品价廉物美，在农村中不花钱，也可以捉到大量鳝鱼，材料不愁缺乏，同时这东西对蓄水的田是有害的，也该除掉它，于种稻蓄水是有利的事。

【附】 捉鳝鱼法

捉鳝鱼的方法有很多种，概述如下。

第一种，手提法。在插秧时期和放水"晒秧窠"的时候，在白天下田去寻找鳝鱼的孔穴，从进出两穴孔的当中，骈着食指，插入泥中，向下一捞即拦腰捉着了。

第二种，火照法。在夜间八九点钟（过了十二点就入洞了）燃着"火把"，沿行秧田塍上，沿途照向田里，这时的鳝鱼，出洞"纳凉"，它懒洋洋地瘫痪在浅水田中，最容易发现，发现了它即将火把照着它，同时用一把特做的小鱼钢叉，照准它叉去，即时叉着捉入篮子里。

第三种，团山法。将特制的一种竹丝编造的"号笼"，它的口径直径约三四寸，长度约二尺五寸到三尺，笼口里面反装着"倒须锁"，笼尾的编造是用"左螺旋"的"鱼尾"，可以自由收合放开的，把鱼尾用绳扎紧，以备"团拢"了鳝鱼从这里放出来。这工具特制好了，临用时把田螺肉和冷饭和捣如泥，有鲜藿香加入少许更妙，涂在笼口的里面和倒须锁的外面。这样准备好了，拿到水田里，用脚蹬开田泥，做成约六七寸深，二三尺长的一道坑，把号笼放入坑中，上面盖上田泥，只留笼口，不可堵塞。安置好后，各自回家，第二日早晨再去提取号笼，则里面或多或少，总有几条鳝鱼，进入牢笼了。

11. 泥鳅

泥鳅又名鳅鱼，一般人很少吃它，大概都用来喂猫而已。按：泥鳅产生在泥田里，穴居独处，雌雄相避，除了交尾和产卵期短短的七天之外，它们是不相共处的。它经常伏藏在泥里，不出游行，它能在泥里看见小虾小鱼之类的生物，从孔穴经过即张口吞食，而它吞食小鱼虾的本领与穴居生活，都富有技术性和生理特别构造的特殊作用。古代食医，研究泥鳅的生物学知识非常丰富，说起来十分有趣，泥鳅背脊的两边生着二条像几何学的虚线一样的纹理，它依靠这两条线，好像近代科学"雷达"似的作用，可以测量水势的深浅和干涸的程度（一般的鱼也生有这种线纹，是用来测量水流方向和流速的），以定它钻伏泥底浅深的标准，如果田水干涸了，它能钻深到泥底三尺以下，"蛰伏"到六个月，不饮不食，等到"春水来潮"，方才"出蛰"，再钻出泥面。又关于它穴居的生活，与鳝鱼之类大不相同，它"头动尾静""乾陷于坤"，所以它钻穴的方式用头嘴拱泥，用四十五度角度向下猛钻，到了一定的深度，它再作九十度直角的方向变换，直线地向上升，钻出与泥面相平，即头上尾下笔直地不动了。又它的嘴唇特别长，"柔中有刚"，雄的嘴唇有三个硬肉环，生有韧带相连，既能伸长又能缩拢，雌的则只有两个环，它利用这特别的工具，可以钻泥，又可伸长出泥面去吃小鱼虾。

又据旧说，泥鳅与七星鱼有很多相似的地方，"龙鳞、凤尾""龙须、箭鳍"，只有嘴巴不同，头上无孔。它作服饵的营养作用，有"理脾滋肾""补土壮水"的功效。

又按：海洋中咸水里有一种海鳅，与泥鳅同类而异种，生得特别长大，除了鲸鱼，海鳅要算第二位大鱼了，古人对海鳅的记载，只说油可制膏、点灯、软甲，骨可雕琢饰物、扇柄、烟嘴、笔架、墨床、搔头、胡梳等，染以"石青"（系一种升炼的丹药，专供外科用）翠绿昵人，而不见食肉的记载。

（1）粉蒸满天星的处方

【材料选择】 活泥鳅一斤，如法饲养　粳米二合，炒，磨　糯米半合，炒磨　花椒一百粒，炒研　食盐一撮，炒研　酱油七汤匙　生姜一两，切末　葱白五根，切末　赤砂糖二两，切碎　南瓜一斤，切，或用红豆亦可　芫荽一小撮，切，或藿香亦可　醪糟糊一茶杯　霉豆腐汁七汤匙　甜面酱三汤匙　麻油五汤匙

【制作方法】 首先要处理泥鳅的"泥腥"气味，这是最重要的工作，方法完全要用饲养法来解决，否则，任您五味调和如何高妙，也不能免去泥腥的怪气味。

去味时用陶器缸子一只，要平底敞口，盛水约三寸的深度，放入泥鳅，在水上面再放入菜籽油半汤匙，泥鳅吃了菜籽油，肠胃即会大泻，水也浑浊了，第二天换水放油，照第一天的标准办理，这样经过四五天，每天换水放油，则泥鳅肠胃里的污浊全部泻光，水也不浑浊了，即是处理泥腥气味的工

作达到了标准，再进行烹饪的程序。

事先把粳米、糯米共同炒香黄为度，候冷却脆生，即用石磨磨成极细粉末，以备应用。

又把花椒、食盐共同炒香，候冷共研，捣成极细粉末，也以备应用。

南瓜剖去瓜瓤和皮子，切成骨牌片，生姜、葱白、藿香（或芫荽）都切碎成细碎末，分别用碗碟装盛着，开始做调味的处理。分别条述于下。

第一，先把南瓜放入蒸笼（凡是这类粉蒸的蒸笼里必隔置一块湿透的纱布），平铺整齐，不要拥挤一堆，这方法名叫"打底子"。先上蒸笼用武火蒸着。

第二，把粳米、糯米粉，花椒末，食盐末，一齐放在大钵子里，尽量拌和均匀，随即把酱油、甜面酱、霉豆腐乳汁、赤砂糖、醪糟糊，另外用碗调和搅匀，再把这作料撒到米粉里，不断搓揉、拌和，如像拌和麦粉面一样地操作，逐渐把作料拌和完，米粉全部吸收得很均匀为度。如果还觉得太干，可以酌量加入少许冷开水，但不可太湿太稀，以米粉潮湿沾润，能够捏拢成团而又可松散开为标准。

第三，把米粉作料拌和均匀，随即把活泥鳅从水里捉出，另用清净水淘洗一遍，不用宰割，也不必剖腹去肠，完全用活生生的泥鳅，全部拌和在米粉里，把它拌匀了，连粉子泥鳅一齐放入蒸笼里，轻松地放在南瓜上面，再撒上小半碗温开水，即速扣紧笼盖，继续用武火蒸四十分钟到一点钟，火候就到家了。

蒸好了之后，即将整个蒸笼提起放在桌上（下垫一木板），揭开笼盖，撒上生姜末、葱末、藿香或者芫荽末，浇上麻油（如喜欢食辣的也可以撒上少量的辣椒粉）。即行开始服食。

服食的方法，也很讲究，必须按照下述的方法吃，才能吃出鲜美细嫩的滋味，获得营养补益的价值，又才算得是个营养学的"内行"。①揭开笼盖，即看见泥鳅的长嘴巴都伸出米粉外面，张大嘴巴，星罗棋布似的散在米粉中间，好像满天星斗一样，所以这种制作方法名叫"满天星"。临服食的时候，用筷子对准这"天星"，夹着泥鳅的头，往上一提，则泥鳅全身提出了，放在面前准备好的"五寸盘子"里，两手齐动，另外再用一双筷子（原来的一双仍旧夹着鱼头向上提着）轻轻地夹着泥鳅的腮部下面，顺势向尾部一刮，则全身的肉都被剥削下来，堆积在盘子里，只剩下鱼头和完整的鱼骨，肠杂也完整在里面，把它扔开只吃鱼肉。这种服食方式名叫"移星摘斗"。②单食鱼肉，是一种鲜嫩清淡，特具冲和可口的滋味，即所谓"山林气"。如果要吃浓厚一些，可以把米粉、南瓜拌和着鱼肉吃，又是一种甜香咸鲜，质味两厚的滋味，即所谓"富贵气"。这种服食方式名叫"金包银"。③佐饭，佐酒、佐露，任随人意。④吃不完时，第二次再蒸热服食，但不可把泥鳅夹离了米粉，仍让它安然地穴居在老家里，否则会"走味"，使鱼肉"干瘪粗老"而减少味道了。

（2）玉函泥的处方

【材料选择】　鲜活泥鳅一斤，如法饲养　嫩豆腐四大块，每块对剖　鸡鸭火腿汤二大碗　食盐二汤匙　黄酒三两　凝粉一汤匙，调化　胡椒末一撮　猪油三汤匙　麻油三汤匙　鲜红灯笼辣椒一个，切细丝，去籽　鲜苦笋三十片，切薄片　生姜一撮，切末　葱白一撮

【制作方法】　重点仍在泥鳅的饲养，除去泥腥气，可照前述办法，事先准备好，再从事如下的烹饪方法。

第一，把嫩豆腐每块对剖，仍然合拢，先用水二大碗，加食盐一茶匙，在锅里用文火煮烹五六分钟，把卤水或石膏的性味退去，这种方法名叫"渗锅"。但必须记着一定要放食盐少许，否则嫩豆腐反而会"渗老"了，放了食盐，久煮也是嫩的，因为食盐是氯化钠，能够中和卤汁的碱性，使它不再发生凝固蛋白的作用。这一点关系成品的老嫩问题，千万莫作成老豆腐。否则这四块"白玉"真的硬如玉石，就无法"函泥"了。

第二，嫩豆腐"渗"好之后，即把"涩水"抽去，另把豆腐入冷水冰透再放入锅，另加入鸡鸭火腿汤二大碗（或用猪骨头炖的奶汤也可以，实在没有也可以用白冷水）。同时加入食盐、胡椒、生姜、猪油、麻油、苦笋、葱白，一齐和匀，把豆腐整齐排列安置在锅心，汤与作料和好，把它淹漫过顶，但须记着，豆腐必须冷水冰透，汤也要用冷的，否则加火烹煎，泥鳅不能向豆腐中心钻去，而早已烫死，做不成名堂了。

第三，把第二项工作做好，随即把活泥鳅一齐放入汤锅里，用文火慢慢地烧沸原汤。这时汤冷火小，泥鳅在锅里不断地吃进作料原汤，愈着急愈吃得饱，同时锅下火力渐高，温度加强，它受不住烫，自然会运用它的特别技

术，埋头向冷透的豆腐心里猛力一钻，一齐都钻向豆腐心去，而外面的热力不断加强，它永远"蛰伏"在豆腐里，休想出头了。因此这种方法名叫"玉函泥"。

第四，把活泥鳅下入"冷汤锅"里，覆上锅盖，让它自由地喝饱原汤作料，任它猛力钻进豆腐，文火慢慢地烹煎着，大约四十分钟至一点钟，火候即已到家，再放入灯笼辣椒丝（略带一点辣味而甜味多些，又名甜辣椒。须选用鲜的红透了的）。略烹二三分钟，即先把豆腐连泥鳅一齐铲起，放在碗里，原汤汁仍存锅内，再放入凝粉，浓缩原汁，随即倾出，浇盖在豆腐泥鳅上面。佐饭或佐酒服食。

第五，先吃泥鳅，仍照满天星剥肉去骨的方式，拌和着豆腐吃时，则须使用"汤匙"舀着豆腐和汤汁服食。特别鲜美。

按：灯笼辣椒，必须选鲜的红的材料，而最后放入，以略带一点生味为原则。这东西不特有高度的营养和调味的价值，还依靠它的红色，鲜艳夺目，有引起食欲的作用，这是食医讲究色的心理疗法，有很精深的道理。即旧说所谓"五色""五志""感摄相应"的学说。例如有些人不喜欢食青葱青菜；有些人不喜欢吃黑豆豉、黑芝麻，都是"色"与"志"的作用。

12. 五香卤肫干的处方

【材料选择】 肫干又名腒干，里面有一层膜，《本草经》的学名叫胵膀，是开胃消食药。肫干分为鸡肫干、鸭肫干、鹅肫干、雁肫干四大种，以雁肫干为上品。我们平常吃的大都是鸡、鸭、鹅三种。这东西大健脾胃，消化不良的人，作为经常服的食品，是最好而又容易弄到的东西，适合广大人民的需要。

【制作方法】 一般的菜馆，都会制作肫干，为了简便省事，可以到菜馆里去买来随意服食，或者佐酒吃。不过自己制作比较经济些而已，自己制作最主要的是"卤水"，卤水越陈越好，卤肥肉对于"卤水"可以增加脂肪，卤瘦肉则会把脂肪吸收去，所以有"卤水"的人家，愿意无条件替人卤肥肉，而不愿替人卤瘦肉，就是这个道理。把"卤水"先做好，随时把肫干洗净，放入卤水里，用文火慢慢地卤，一直到烂软香松为度，取出随意服食。

【附】 卤水调配方

上等酱油五斤　　食盐五两　　花椒一两　　胡椒一两　　山柰一两　　八角茴香一两

上肉桂一两　生甘草一两　赤砂糖一两　丁香五钱　麻油二两　鸡油二两　猪油二两

　　把各种香料与食盐，一齐放酱油里，文火细细烹煎，把香味熬出，即用"漏瓢"把香料渣滓捞出扔去。再放入麻油、猪油、鸡油，略一煎沸，卤水即告成功，收存罐内，随时倾出入锅，卤一切肉类。每卤一次肉，卤水会折耗些，可以适量地加入酱油补充折耗。

　　13. 肚子

　　（1）猪肚黄豆芽汤的处方

　　【材料选择】　猪肚一个，如法洗净　黄豆芽一斤，洗淘　生姜一小块　葱白五根，打结不切碎　胡椒二十粒　花椒五十粒　食盐一小汤匙

　　【制作方法】　须先把猪肚洗去涎液，用石灰粉一撮，白矾末一撮，食盐一撮，高粱酒一茶杯，共和均匀。把猪肚翻转或者剖开，将石灰末等东西，里外抹涂均匀，用手揉捏，把涎液完全揉捏出来，即用温清水冲洗，往复如此揉捏冲洗，经过二三遍，猪肚涎液即全部清除干净。

　　猪肚去涎工作做好之后，即同黄豆芽（不必去脚）一齐放入砂锅里，一次加足五大碗水。并同时放入胡椒、花椒、生姜、葱白（打成纽结不可切碎）、食盐，用文火慢慢地炖，约三小时，肚子炖烂软熟透，即可佐饭服食。

　　在服食的时候，先把肚子捞出，用切成筷子头的刀法，仍入汤里炖着，随意服食，汤里的黄豆芽已经稀烂，原汁全部炖出，变成渣滓，所以只吃肚子，不必再吃豆芽，这也是服食应注意的事项。

　　（2）鱼肚火锅的处方

　　【材料选择】　鱼肚四两，洗净，炸酥　胡椒二十粒　食盐一汤匙　酱油三汤匙　鲜笋二两，切片　白菜心一棵，切　麻油二两　生姜末一撮　乌鱼蛋二两，温水发开，片薄　葱白末一撮　猪油二两　鸡蛋五枚　青菜头半斤，切骨牌片，剖去外皮

　　【制作方法】　第一，先把麻油、猪油入红锅文火煎沸，随即放下鱼肚，在油锅里熘炸，一直把鱼肚炸酥发泡，以起"蜂窝眼"为度，即用漏瓢捞起，切成"筷子头"长条形式，准备使用。

　　第二，把鲜笋、白菜心、青菜头、生姜末、葱白末、乌鱼蛋，都分别切好，各别用盘子盛着，准备使用。

第三，用火锅一只，加满木炭生火，以扇扇红，锅内盛满鸡鸭火腿汤，或猪骨头汤或白开水皆可随意酌用。

第四，先放入炸酥鱼肚，同时放入酱油、食盐、胡椒、生姜末、葱白末、猪油、麻油（用白开水才放此两样油，如用鸡鸭火腿汤等则不必放油），青菜头片、乌鱼蛋片、鲜笋片，扣上锅盖，火锅开沸，鱼肚烂软松酥，已烹煮"还魂"，即再加入白菜心、生鸡蛋。烫熟略带点生味为标准，即可开始服食，佐饭或佐酒皆可以的。

14. 素烩十景大豆的处方

【材料选择】 雪山大豆一合，温水发开，去皮　金针花一两，水发洗净　黑木耳五钱，水发洗净　番茄酱五汤匙　鲜笋二两，切片　丁香口蘑一两，温水发洗净　冬瓜四两，切条　黄瓜一个，切条　白萝卜三两，切筷子头，冬季、初春用　红萝卜二两，切一把梳，冬季、初春用　豆筋二两，温水发，切滚刀　烤麸二两，切骨牌片　小白菜心一握，冬季、初春用　红灯笼辣椒一枚，切丝　花菇一两，温水发洗净　青菜心一握，冬季、春季用　莴苣二个，切丝　瓠瓜半个，切骨牌片　食盐二汤匙　麻油六两　花椒五十粒　胡椒末一撮　凝粉二汤匙，水化开　豇豆一握，切节　四季豆一握，去筋

【制作方法】 在上列各种菜中，随四季产品，任意选择九种，配合大豆名叫"十景"。

做时先把大豆用开水发开，剖去表皮，放入锅里，用麻油略一炮炸，即加入白水二大碗，文火细煨，煨到"粉烂"为度，随即加入所选定的九种菜蔬，炒翻均匀，再加入食盐、花椒、胡椒（决不能放酱油）。继续红烩，烩到菜"烂熟透心"为度，即行放入凝粉，不住炒和，浓缩原汁，盛入碗里，佐饭或佐酒服食。

15. 糯米草粥的处方

【材料选择】 糯米草根八两，杵破　糯米一合　粳米一合　蜂蜜适量

【制作方法】 先把糯米草根洗净，轻轻槌破。再把糯米和粳米共同淘洗，三味共入砂锅里，加水两碗，用文火慢慢煨煮，煮到粥变粉红色，米已烂熟，以"烂、酽、泛"为标准，即把糯米草根捞出扔去，盛入碗内，和入适量的蜂蜜服食，或随意淡食亦可。另配上一二样凉拌的素菜或炒素菜。

按：糯米草系一种野生草药，田野间随处都有，属草本宿根科，其叶瓜

子形，茎黄红色，一本几茎，叶错生，青色，蔓长二三尺。其根表皮红色，肉微黄白，形似红萝卜，性味甘平。在四月间"长夏""土王"的时期，采取最合标准。据中医药物学理论而言，它得"土火"的精气而生，大补脾土兼益心气，补而不滞，甘而不腻，性味和平，毫无副作用，在服饵的草木品中，是上品的材料。对于脾脏病的患者，用来作善后疗养的补品，真是价廉物美，材料易得，操作简单，效果突出的服食方法，尤其对于小儿科，在麻疹、痘疹或者疳积治愈以后需要进补的时候。服食这个处方，每天不断服食，并酌量用"饭焦"（即饭锅巴）烘脆，磨成粗粉（不可太细，细则成糊，反腻难吃），或直接用"饭焦"同糯米草根合煮成粥，既有同样功效，又可调换胃口。符合小儿喜吃的心理学。

我曾多年使用这处方，证明它确实有效！特为郑重地再一次说明和介绍。

这样菜有个特点，虽然是肉烩的，即在夏天炎热的时候，放到第二天再吃也不会变馊。

16. 苦瓜

（1）红烩瓤苦瓜的处方

【材料选择】 苦瓜二个，切两头，挖去瓤子 猪里脊肉两条，截细为泥 酱油二汤匙 鲜笋一撮，切细末 凝粉一汤匙，调化 白糖二汤匙 鸡蛋二枚，调散，去黄 猪油二汤匙 麻油二汤匙

苦瓜选择"亮水"的，才是熟到老嫩适宜的材料，所谓"亮水者"是指苦瓜表皮上的疙瘩白色晶莹的意思。如系青暗色则太嫩，如以下半截发红黄则又太老。

【制作方法】 把苦瓜两头切去五分，用筷子挖去瓜瓤，掏空干净。再把里脊肉截烂为泥，在碗里拌和酱油、白糖、鸡蛋清、鲜笋末，共同调和，拌和极匀，把它装进苦瓜空腹里边，填塞满紧，然后放进蒸笼里，用武火蒸三十分钟，取出切成五分长一段，平均切好，这种做法名叫作瓤苦瓜。

把麻油、猪油放入红锅里，武火煎沸，随即放入蒸熟切好的瓤苦瓜。炒抄十至二十下，即"喂汤"小半汤瓢（用另炖好的鸡鸭火腿汤或猪骨头汤，没有好汤用白开水也可以）。再加少许白糖，改用文火，慢慢地烩十五分钟

或二十分钟，即放入凝粉浓缩汤汁，盛在碗里，佐饭服食。

这样菜有个特点，虽然是肉烩的，即在夏天炎热的时候，放到第二天再吃也不会变馊味的。

（2）干烧甜酱苦瓜的处方

【材料选择】 苦瓜三个，去瓤，切骨牌片 甜面酱三汤匙 麻油二汤匙 豆油三汤匙 酱油二汤匙 白糖二汤匙 灯笼甜辣椒一个，切扳指 醪糟汁五汤匙

【制作方法】 先把苦瓜剖开，除去瓜瓤，切成骨牌片；把灯笼甜辣椒切成"扳指"，除去椒子（即切成一个一个的圆圈，状似手上戴的"扳指"。按：扳指是古人射箭时戴在左手大拇指的一种护手工具，有玉质、角质、木质、骨质多种）。分别做好两项准备工作，以备"干烧"，所谓干烧是不见一点水的意思。

将麻油、豆油，一齐混合，放入红锅里，用文火煎沸，随即放入苦瓜片，缓缓地抄炒，完全用油把它烧熟，看它大体软熟了，即加入醪糟汁去烹煎，仍缓缓地抄炒着。看醪糟汁水汽已尽，同时苦瓜也更软熟，再加入酱油、白糖，仍不住抄炒着，看锅里已起糖泡，再加入甜面酱和辣椒扳指，这时要加速炒抄，不可使它"生锅""发焦"了。大约炒翻十五六下，即闻着香气四溢，火候即已到家，把它铲起盛在盘子里，佐饭服食。

17. 苦竹笋金针花莼菜双脆汤的处方

【材料选择】 苦竹笋二两，切片 金针花五钱，水发洗净 莼菜一握，选嫩尖叶 猪肚梁一个，切梭子块，再切梭子花 鸡鸭肫干三个，去筋膜，切一把梳 胡椒末一撮 生姜末一撮 葱白末一撮 鸡鸭火腿清汤一大碗，或猪骨头蹄汤、牛肉汤 食盐一茶匙 麻油二汤匙

【制作方法】 经验少的人很难做到"双脆"的合格标准，需要多实践几回，从实践中去体会"双脆"的火候，才能做到不老不嫩，恰到好处。所谓"双脆"的意思是要把猪肚和鸡鸭肫干做得"脆而不绵""嫩而爽口"。

猪肚子照前述"去涎"方法，冲洗干净，只选"肚梁子"（即最厚的一块，剩下的可以做别用）。把它切成"梭子块"，即切成几何学上的菱形样式，再在每块的面上切成很小的"梭子块"花纹。以刚刚切到底层为度，须每个连系着，而又不可切断了。然后放入百分之五的"硼砂"水中（中药店有卖的），浸泡三十分钟再把它取出，放清水里漂着，等候使用。

把鸡鸭肫干洗干净，用"横刀"的刀法，横断它的纤维，先切成一分厚的薄片，再循着凸出的一面，切成细丝。而留平的一面不切断，好似"一把梳"的形式，细细地切好，拌和少许食盐腌着它，准备使用。

把做好的汤一大碗，倾入锅里，同时放入金针花、苦竹笋片、莼菜、食盐、胡椒末、生姜末、麻油，用文火烧沸煮着，大约煮十五分钟。

把汤调好了，即改用武火，鼓足风力，烧汤大翻大滚，即速将猪肚、肫干一齐放入锅内，这时汤即不沸了，看汤再度沸腾，大约二三分钟，迅速把锅离火，从事整理汤菜的工作。

用漏瓢分别把肚子和肫干先各别捞出，放在碗内，东西对面镶着，使它红白二色相间。再分别把莼菜和金针花分别捞出，南北对面镶着，使它青黄二色相间。这种"配色"的方法名叫"四事如意"。

把菜"色"调配好，再把汤重新烧沸一遍，才轻轻地灌在碗里，这种方法名叫"喂汤"，但须注意喂汤时不可把"四事如意"冲乱，搞成不如意而大煞风景了。

18. 陈仓米柿饼霜茶的处方

【材料选择】 陈仓米二两，或普通米亦可，炒　柿饼霜一两　百花露一盏，或石泉亦可

陈仓米据《本草经》的记载，是治疗脾胃消化不良、虚痞虚胀的"王道"药物，既能消导积食的淤塞，又能保和脾胃的"谷气"。柿饼霜能养脾胃之阴，生津止渴，开胃健脾。这两种东西，在农村里材料易得，最适合广大农村的需要，论其营养的价值比西洋人喝的咖啡茶纯正而不刺激，滋补而不偏胜，有咖啡茶的优点，没有咖啡茶的短处。人人在饭后或者疲倦打呵欠的时候，如法炮制，大家喝一杯"土咖啡茶"，既实惠又省事，而且很经济，大众都能享受。

【制作方法】 把陈仓米或者普通粳米二两（一人服量），放入锅里，文火炒抄，以"香黄"为度，不可过于炒焦黑了，即时把百花露（或石泉或白水皆可）搀入一碗（这同时须用手把锅沿轻轻拍着，以免锅渗破了绽口而漏水），立刻即大沸大滚，略滚沸二三分钟，即倾入碗内，放入柿饼霜，用茶匙调和化开，澄清作茶饮喝。同时也可细细咀嚼焦米。"茶""点"两备，一举两得。咖啡、茶哪得这种优点，真正是"土"胜于"洋"了。

19. 黄豆芽肉饼汤的处方

【材料选择】 黄豆芽一斤，不去根　猪夹缝肉半斤，戤泥，剔去筋络　生姜一小块　葱白五根，组结　胡椒二十粒　花椒三十粒　食盐一汤匙　酱油三汤匙　鸡蛋清三枚，去黄　荸荠十枚，去皮，切细米块　川榨菜一小块，切薄片，或泡酸菜　鱿鱼一个，淡碱水发开，切薄片

这处方材料普通，来源易得，营养丰富，疗效也高，适合多数人的要求。黄豆芽能够除脾湿，补脾益胃，是脾胃最好的饮食疗养品，历代的"机房"里的织工，因织机安置在泥坑中，湿气很重，经常规定要服食黄豆芽，就是这个道理。荸荠能够消积食而扶脾胃，治疗消化不良，增加脾胃功能。花椒、胡椒，能够益气开胃，除湿化痰，杀虫消痞。鱿鱼能够养阴补血。蛋清、猪肉能够增加蛋白质和脂肪，生长阳气。生姜、葱白能够开胃通气，条达中宫，使脾胃蠕动加强。食盐、酱油、榨菜，能够调味利水，增加脾肾的合作功能。综合处方的内容来看，可以给它一个评价——"品虽平常，功效突出"。

【制作方法】 选用猪的"夹缝肉"，剔去皮和筋络，先做肉片，后切肉丝，再戤成肉末为泥，在这三步工作中，筋络不断被发现，随时剔除。戤得越细越好。这材料做好，不特做肉饼，改做馄饨，也是最好的馅心。

戤好肉馅之后，即入碗内，拌和酱油、食盐、荸荠、鸡蛋清、榨菜，拌匀之后，再"喂水"半小碗，用筷子不住搅打，将水全部吸收，使肉馅不稀不干，软绵欲滴而又不溜，成为滑嫩如泥的程度为标准。做好备用。

黄豆芽、生姜、胡椒、葱白、鱿鱼片、食盐，一齐放入砂锅里，加入水两大碗，用文火烹煨约一小时，将汤浓缩到一碗的时候，即把调和好的肉馅，做成一个圆饼形式倾放在汤里，覆上锅盖，煨烹约十五分钟至三十分钟，急速离火盛在碗内，佐饭服食。

20. 凉拌素兰花根的处方

【材料选择】 兰草花根一握，洗净　酱油二汤匙　醋一汤匙　麻油一汤匙　白糖一汤匙

【制作方法】 利用兰花翻盆或移植的时候，把剪下的花根，选择壮嫩的洗净泥土，投入滚沸开水里，略一滚转，急速用汤瓢捞起，用盘子盛好，拌和酱油、麻油、醋、糖，佐饭或佐荤菜服食。

兰草花根，芳香甘淡，有逐秽醒脾的功效。养生家很重视这种服饵方

法，也可以把它"点茶"作饮料用，脾脏肿大的人，正宜服食。

21. 凉拌素侧耳根的处方

【材料选择】　侧耳根一大握　酱油三汤匙　醋一汤匙　白糖一茶匙　辣椒油一茶匙　麻油一汤匙

【制作方法】　选择侧耳根的嫩芽，它在初出土发芽的时候，只有一匹卷芯的嫩红叶，这时正好采掘，连根带叶一齐掘起，洗净泥土，摘去细根须，再用食盐水淘洗消毒，即入碗里，拌和酱油、醋、白糖、辣椒油、麻油，炒拌调匀，以生吃为原则。佐粥或佐荤菜服食。

侧耳根又名猪鼻孔，又名反背红，是一种野生的草本，生在田塍湿润的地方，清明谷雨节之间，最宜采食，它的根白色，长窜土中，有竹节形，甘香脆嫩，它的叶形似猪的鼻孔，又略似桃子形式，面青背红，一茎直上，有竹节形，每节单叶，裹茎而生，有浓烈的香气，能够醒脾逐秽，开胃消食；又能够熏洗痔疮、定痛消炎和治疗赤白痢疾，里急后重（配合牛尿蒿用）。

服食这东西，应该生吃，效力特别明显。有些人吃不惯生味，也可以放入沸水里，烫成半生半熟再吃，不过香与色都失去很多，功效小些而已。

22. 饭焦

饭焦又名锅焦，是中药的学名，丹道家称作"米降丹"，其实即是我们通常吃的"饭锅巴"。这东西我们经常吃着，不觉得它的好处，过去旧社会里的"叫花子"讨得饭焦和残汤剩肴合煮，名叫"万仙阵"，又叫"闹龙宫"，非常滋补、营养、好吃。据服食品的性味分析起来，那是非常可贵的上品。本来米就是"五谷之长"，得"稼穑作甘"的正味，为补益脾土的基本食品，所以《本草经》说它"民食赖之"。这是说明它对于人类营养的重要性，所谓饭焦，即是饭的锅巴，这锅巴的营养价值，比米饭更高，因为煮饭闭紧锅盖，米的"精、气、质、味"一齐都倒降在锅底，结成饭焦，它有似"降丹"的"结丹"道理，所以营养价值特别提高了。因此养生家重视它而以为经常的服饵上品。

焦饭家家都有，人人会做，货源丰富，取之不尽，广大人民可以充分地如法制作，以作疗养和保健的经常食品，既可以收营养的功效，又可与节约粮食的政策互相结合，一举数得。大家不妨试用，而且不要轻贱忽视了这宝贵东西。

（1）素炸饭焦的处方

【材料选择】 饭焦适量，炸酥 花生油适量 花椒一撮，炒研 食盐一撮，炒研 白糖适量

【制作方法】 首先要储备饭焦，因为饭焦一次所得不多，而且必须经过风吹阴干，发生了氧化的作用，油炸才容易酥松。因此需要把每次的饭焦整个挖起来，用绳穿好，悬挂通风的干净地方，使它氧化阴干，累积多了，随意取用。

把适量的花生油或豆油或菜籽油，甚至用全麻油更好，将油用文火煮沸，即把饭焦放下油锅，细细地炸过一遍，炸到香脆酥松为度，取出放在盘子里，候它冷却，即可服食。服食的方法分做两种。第一种蘸着白糖吃，名叫"素娥香"。第二种拌和椒盐末吃，名叫"寒三友"（寒谐咸音的"切口"）。两种方法，任何一种都非常好吃，随意选择，不必拘执。

（2）饭焦罗汗斋的处方

【材料选择】 饭焦适量，炸酥香 白菜心适量，洗净 花菇一撮，温水发洗净 菠菜适量，洗净 生姜末一撮 青菜心适量，洗净 金针花适量，洗净 黑木耳适量，温水发洗净 鲜笋适量，切片 白萝卜适量，切丝 豆腐衣适量，切 冬苋菜适量，洗净 白木槿花适量，洗净 染浆子适量，选嫩叶洗净 鸡毛菜心适量，洗净 苕菜适量，嫩尖洗净 黄瓜适量，切筷子头 莴苣笋适量，切滚刀 茭白适量 冬瓜适量，切骨牌片 莼菜适量 紫菜适量 凤尾笋尖适量 笋衣适量 塔菇菜心适量 青菜头适量，切筷子头 黑豆腐适量，又名魔芋，水渗过，去灰性 瓠瓜适量，切筷子头 烤麸适量，切丝 粉条适量 空心粉适量 食盐适量 麻油适量

以上这些菜类，可以随四季的产品或就地取材选择五种至十种，配合着饭焦，如法烹饪。不必全部都备齐的。所列三十二种菜，是为了随意采选的资料而写的。

【制作方法】 先把菜蔬选择几种至十种，如法切洗之后，把麻油红锅里煎沸，下菜略事炒抄，以菜叶萎缩为度，即加入一大碗水，和食盐、生姜末，共同烹煮，煮到烂熟透心的火候，最后倾入预先盛好炸酥的饭焦碗里。随意服食。

这种做法，要注意下述的四点。

第一，菜蔬要煮得烂熟，在烹饪之先，凡是属于青颜色的菜，须先用一壶滚沸开水浇淋一遍，才可保存青色而不变黄。

第二，在烹煮当中，绝对不能覆上锅盖，敞着烹煎。

第三，用麻油或菜籽油，或豆油，临时把饭焦下油锅炸酥，大约应当在菜蔬烹饪已经熟透，火候到家的时期，才开始油炸饭焦，炸到"香黄酥脆"为标准，即用漏瓢捞起，盛在碗里，趁着炸饭焦还保存高热的时机，急速把烹饪已好的菜蔬，连汤汁带菜，立刻倾入碗里，浇淋在炸饭焦之上，这样做法，饭焦才会吸收"菜根香"的"真味"，而同时发出"喳！喳！喳！"的爆炸声响，服食起来香而且酥，菜蔬软饭焦脆。个中滋味，非从实践中不能体会出来，笔墨是无法形容描写的。所谓"生花之笔，莫状其美"，大家试验就知道了。

第四，这罗汉斋制作成功，切不可加入酱油，只能用生姜末和食盐来调味，才符合色香味的要求。也不能放凝粉，以清淡为味口。

23. 茯苓

茯苓这东西，诸家的本草著作，叙述很详，尤以《土宿真君本草》《天王玉册》《太清药要经》，记载茯苓的神话更多。但细细推想和用科学眼光看它，反而不是神话，而是古人从经验累积中得来的宝贵结论，不过过去在一般科学落后的人们眼目之中，以讹传讹，添枝凑叶，把它点缀成了"怪物"而已。例如养生家说："茯苓千年以上者，变化为兔或化为马，服之轻身，成就仙道。"这富有宗教色彩的文字宣传，本来是说选材标准和赞扬它的功效，而反被人误解变成白兔、白马，出土拜月，飞腾山野，荒谬怪诞，愈传愈失古人的本意。其实古人这种说法，是一种选材的合理标准。茯苓年代久远，它生长发展的规律，当然会变为畸形的状态，就几何学或力学传力的定律来看它，由椭圆形的发展延伸为线的多角形，是一定的自然的规律。这样依稀仿佛形如兔马，是因时间性的生长过程，才会形成这种状态，也就是选择茯苓"气旺体壮"的标准，和年代久远象征的证明。知道这道理，何神怪之有？

（1）白茯苓糕的处方

【材料选择】　白茯苓不拘量，选椭圆形小头有尾大头有角，每个重在五斤以上或二三十斤的更好，皮色黑而有宝光，九蒸九晒去皮开片备用　蜂蜜一盏

【制作方法】 把茯苓整个地放入蒸笼里闭盖焖蒸，并且先在蒸笼里铺着一层柳枝，茯苓即放在柳枝上蒸。用文火蒸十二小时，即取出用日光曝晒，晒过一天，再入笼又蒸。如第一次的方法，如此蒸了又晒，晒了又蒸，经过二九一十八天，才算成功。如遇天阴雨天，则顺延一天，这种方法旧说叫作"乾元用九"，用日光曝晒叫作"摄取太阳真火"，用蒸笼蒸透，叫作"水鼎润湿法"。用科学眼光来分析它，采用这种加热方法分解茯苓的分子，是很合法的处理。虽然工序极为繁复，但一定要耐心地做到九蒸九晒，才合乎"纯而不杂""渗利三焦，而不毁堤夺土"。因此九次炮制，是有必要，而不可偷工的。

在第九次蒸过之后，即趁热湿的时机，用片刀把黑色表皮剥下，再用"扎刀"把茯苓扎成几大块，按照原有形状，设计先做成二寸半的四方条子，再扎成很薄的正方形薄片。也可以利用固有形状，做成各式各样的花色，这种做法，名叫"手工货"，是做茯苓糕的艺术品。

这样做好之后，再用日光晒干，收藏瓷缸或石灰缸里备用。这种片子名叫"云片糕"，又叫作"茯苓糕"。随时取出服食。在吃的时候，蘸着蜂蜜吃，另外配合一盏花露茶或者陈仓米柿饼霜茶。

（2）八仙长寿糕的处方

【材料选择】 茯苓云片糕四两 炒芡实二两 条参三两，蒸晒 玉竹二两，蒸晒 怀山药二两，蒸晒 莲米二两，炒 白扁豆二两，炒，去皮 阴米一升 黑芝麻一合，炒 黑圆豆一合，炒 核桃仁三两 花椒一撮，炒 酥油四两 猪油四两 麻油四两 红砂糖一斤 白糖一斤

【制作方法】 照前方所述制作茯苓云片糕。玉竹、山药、条参先共蒸熟，再行晒干。芡实、莲米、扁豆、黑圆豆、芝麻、花椒，都分别炒香脆为度。阴米即是用糯米淘洗干净，用水浸透，放入蒸笼，蒸得熟透，随时倾出晒干。

各种材料，分别做好之后，再总和拢来，一齐摆在"烘笼"里，烘得极其干脆。

把烘干脆了的材料，用"碾槽"或者"石磨子"碾磨成极细的粉，粗头子用"双丝罗筛"筛隔一遍，仍把粗头子再碾磨成粉为止。

把粉子磨好，即将猪油、麻油、酥油（用黄油更好），下锅文火煎沸。随

即取出，盛在碗里，同时即把粉子全部下锅，拌和白糖、砂糖，拌和极匀，一面逐渐地加入油脂，不住拌和，务使糖、油、粉子三者拌和很均匀，如果成了疙瘩或成了饼块，可把它分开搓碎，搋和极匀。然后趁热取出，放进打糕饼的"模型"盒子里，把它压成各式各样的形状。全部打成糕饼，收入瓷缸里，随意服食，服食时配合花露茶或陈仓米茶。

服这种糕饼时，也可以变化为"油茶"的吃法。其方法即把碾磨成粉的材料，收藏在瓷缸里，不必再做拌糖加油的工作，而临服用的时候，先取三四汤匙的粉子，放在碗里，再用滚沸的鲜开水，向碗里一冲，一面用汤匙不住地搅和，干、稀、浓、淡由自己的需要而决定，最后才放入适量的麻油、酥油、猪油、白糖、砂糖，拌和均匀，随意服食。

五、肺脏病的食谱

(一) 总则

肺脏受病，归纳起来，它的证候群大概如下：皮肤刺痛，洒淅寒热，上气作喘，时自汗出，咳动肩背，肩背疼痛，尻、阴、股、膝、髀、腨、胻皆痛。肺气过虚的人，耳聋、咽喉干，不能报息。从外面望诊，颜色面白，常喷嚏，悲愁不乐，每欲啼哭，毛枯槁败。切诊方面：脐右有动气，压按之有物触指，而且生痛。从这些证候群中，再以"虚""实"来分类，又概如下述。

肺气虚的人，则鼻息不利而少气。实则喘渴，胸凭仰息，喘咳上气，背痛，咳痰见血。

肺病的饮食疗法和营养品的调配，有个基本原则"肺苦气上逆，急食苦以泄之"；"肺欲收，急食酸以收之，用酸补之，辛泻之"。根据这个原则，进行调配处方。

肺脏病宜服食小米、鸡肉、桃子、葱白、麦、羊肉、杏子、薤、核桃仁、乌梅、牛乳、鸡蛋白、猪肺、天冬、麦冬、鱼肺、杏仁、生姜、白及、黑芝麻、百合、银耳、燕窝。

(二) 食谱举例

1. 小米粥的处方

【材料选择】 小米一合，淘洗　水三碗　白糖适量

【制作方法】 与一般人家煮小米粥一样，煮到烂熟稠厚的火候，加入白糖服食。最好淡食；配合一碟泡酸菜或糖醋凉拌萝卜之类，侧重素食更为合理。

2. 鸡

（1）鸡肉汁

【材料选择】 鸡肉半斤，截肉丁　酱油二汤匙　胡椒末少许　食盐一撮　花椒二十粒　鲜笋片十片　生姜一小块　黄酒五汤匙

【制作方法】 系用蒸锅隔水"重汤"的蒸法，蒸取鸡的原汁为原则，是只服食鸡汁而不吃肉的。详见前述牛肉汁、鸡肉汁各条。这里不再重写了。

（2）淡菜月母鸡汤的处方

【材料选择】 淡菜四两，洗净　乌骨雌鸡一只，宰去毛杂，切"登子"　鸡油猪油少许　食盐二汤匙　胡椒二十粒　生姜一小块　葱白五根　黄酒五两　花椒五十粒

【制作方法】 先把雌鸡宰杀，烫去毛杂，切下翅膀和两只腿，原样不动，切下的翅膀名叫"大转弯"（鸡脚爪一段先切下）。头也整个切下不动，把鸡嘴里的淤血洗净（否则汤变清而不能成奶汤了）。这种切的刀法，名叫"拜五方"。又把鸡身剖开切成四方块，这名字叫作"登子"。切好之后，准备烹调。

把鸡油切碎，全入红锅，熬煎化开，捞去油渣，再加点猪油混合，即把切好的鸡肉放入拌炒。看鸡肉外面缩皮，即放入黄酒烹煎，仍不住翻炒，大约鸡肉已半生半熟，即搀入白水，一次加足五大碗，水一加入，即变成乳白色的奶汤，随即加入淡菜、生姜、胡椒、花椒、食盐、葱白，候汤烧沸，再转入砂锅里，覆上锅盖，文火慢慢地炖。炖到鸡肉烂熟，即可佐饭服食，或下面食。

这个处方，不特有肺病的人吃有好处，对于产妇分娩后营养补益，特别有效。因此又名叫"月母鸡汤"。这方法材料易得，操作简单，最适合于一般人的要求。

（3）鸡脑的处方

【材料选择】 鸡胸脯肉全用截极细烂如泥　鸡蛋白十枚，去黄　食盐一茶匙鸡油五汤匙　猪油十汤匙　火腿末一撮　葱白末一撮

【制作方法】　选材方面，要用鸡胸脯肉，其他部分的肉绝对不能用。把材料选好，鲜割下来，用刀背细细地捶拍，先拍成绒，后拍成泥，愈捶拍得细烂愈好，反复地捶拍，不可偷工。

把鸡肉拍好，放在碗里，加入鸡蛋白与食盐，用筷子用力地搅打，不特搅打均匀，而且要以打起泡花为标准。

鸡油、猪油混合下红锅，武火烹煎，令油滚沸，随即把准备好的鸡肉蛋白材料，一齐倾入锅里，急速使用"炒挪"手法，非常迅速地炒挪着，大约三十下，看蛋白凝固，色如白雪，铺满锅内，即速离火，收入盘子里。这样鸡脑即成功了。盛在盘中之后，再撒上一撮翡红的火腿细末和青翠的葱白末，佐饭服食，或佐酒佐露都可以。

3. 桃子

桃子的品种很多，合格的只有三种。

第一种，名叫"仙桃"，是"仙人掌"所结的。有些类似香蕉，但外有芒刺，内有细子，以生吃为原则，须去刺剥皮，吮汁食肉，吐去细子。又按，普通的仙人掌偶然开花而不能结仙桃，这东西三年开花结果一次，生长的地方，地下要有磁石矿才会结果。四川的泸定县产品最佳，那里的仙人掌高约三四丈，丛生崖坎之下，蔚然壮观。

第二种，名叫"蟠桃"，有些类似柿子，又有点像小金瓜，外面有白绒毛。

第三种，名叫"水蜜桃"，是我们通常吃的一种。

三种都以去皮生吃为原则，有人做成"桃脯"或"桃干"，失去酸味而变做甜腻，不适合疗养服食的要求。

4. 杏子

杏脯的处方和制作方法详见前述。

5. 蕹

蕹子的处方和制作方法详见前述。

6. 麦

麦饭的处方和制作方法详见前述。

7. 牛乳

（1）牛乳红茶的处方

【材料选择】　鲜牛乳半磅　红茶一撮，另熬　食盐一小撮　百花露一盏

【制作方法】 先把红茶用百花露烹熬浓汁，再把牛乳煮沸，盛在碗里，搀和红茶，同时加入少许的食盐，调和均匀，空心服食。

这种服食方法最初吃不惯，似乎不及甜味好吃，但服食过三五次则觉得另有一番"塞外情调"，味道格外鲜美，而且服后不会"反饱作胀"。

（2）牛奶鸡蛋蒸糕的处方

【材料选择】 鲜牛奶半磅　鸡蛋三枚　葱白末一撮　生姜末一撮　陈醋一茶匙　酱油一茶匙

【制作方法】 先把鸡蛋敲开，放在碗里，用筷子搅打，再加入牛奶，仍不住地搅打均匀。随即放入蒸笼，焖蒸三十分钟，蒸糕即已做成，取出笼来，加入酱油和陈醋，再撒上姜末、葱末，用汤匙服食。

服食方法，也可以变化为甜味，调和白糖，但作用不如服食咸味姜葱的效力。这处方平淡无奇，而有很高的营养价值。取材容易，操作简便，最适宜于广大人民的需要，可以推广。

8. 生姜

凉拌嫩生姜丝和酱嫩姜的处方和制作方法，详见前述。

酱嫩姜市面上有货售卖，可以随时去买来服食，配合各式稀粥服食。

9. 葱白

凉拌葱白和各式葱白酱肉丝的处方和制作方法，详见前述。

10. 羊肉

羊肉的粉蒸、红烧等服食的处方和制作方法，详见前述。

11. 猪肺

（1）杏仁猪肺汤的处方

【材料选择】 猪肺一具　生姜汁半茶杯　甜杏仁四十九粒，捣　蜂蜜四两

【制作方法】 先把猪肺淤血冲洗干净，其法用一个水壶，盛满清水，从肺管内不断灌水，看血水冲洗干净，以见白色为度。再将肺颠倒着把水沥干，随即塞入甜杏仁、生姜汁、蜂蜜，一齐塞入肺管内，外用线扎好管口，放入砂锅，一次加入水六大碗，用文火煨炖，约三小时，随意服食。

这处方给年老的人，久咳不愈，夜卧难安的患者多多服食，确实有效。选材容易，做法简单，老人们吃，最为合适。

（2）猪肺、猪肚、鸭子汤的处方（即三台鼎）

【材料选择】　猪肺一具　猪肚一个，如法洗净　肥公鸭一只，宰去毛杂　北沙参一两　土炒白术一两　上肉桂一钱　冬虫草一两　生姜二两，切丝

【制作方法】　猪肺照前条所述，用水灌冲，去掉淤血，以见白色为度。猪肚照前述去涎方法，准备做好。肥鸭宰杀，去毛去杂。

把准备工作做好，分别把北沙参、白术、肉桂、生姜丝作适当的分配，平均装进鸭子腹内，猪肺管内，猪肚子内，全部放入大砂锅里，一次加足水大半砂锅为标准。用文火慢慢煨炖，约炖足四小时，肺、肚、鸭都已熟烂，即将三物分别盛入碗里，洋洋大观地陈列在桌上，随意服食，用刀叉割切一齑，细嚼慢吞，这个名堂叫作"三台鼎"。

这个处方属于"大方"的一种，最适宜疗养院的需要，可以集合同类型的肺病患者，统一制作，平均分配给他们服食，最为合理。

又这个处方，是以治病为主要目的，调味好吃是次要的，所以不用盐酱之类，而要淡食，以服饵药物和血肉品为原则，虽然味道不甚鲜美，但不难吃，而它的疗效和营养价值的确很高。

这个处方，不能随便使用，必须由大夫诊断确实，一定要属于"胃冷久咳""百药不愈"的咳嗽患者，才可服食。

（3）肺片火锅的处方

【材料选择】　猪肺半具，冲洗，切薄片　猪骨头汤一火锅　生姜末一撮　胡椒少许　花椒二十粒　食盐一汤匙　麻油一两　葱头十根　白菜心适量　酱油少许　粉皮适量

【制作方法】　把猪肺用壶灌水冲洗，再用"片刀"片成一分厚的肺片，漂入清水，再三清漂，漂到肺片变成乳白色为度。

把火锅生火加炭，盛满猪骨头炖的奶汤，一定要用骨头炖的汤，才有疗效。因为"肾主骨"，骨里的髓是"真阴"的结晶，而肾脏与肺脏，有"母子相生化"的作用，所以非此不可。

同时加入生姜、胡椒、葱头、食盐、麻油，把它烧沸，即可从事肺片的烫服。

临服食时，加入肺片、白菜心，投入沸汤里，滚烫约二三分钟，即可捞出肺片，淡食或蘸点酱油吃。同时配合白菜心服食。最后才加入粉皮，把粉

皮煮透，连汤带粉皮，一齐服食。

12.红烧鱼肺的处方

【材料选择】 大青鱼肺不拘量，冲洗，五至十副　生姜一小块　食盐一汤匙　葱头十根　猪油二汤匙　麻油二汤匙　酱油二汤匙　银耳或黑木耳三钱　胡椒二十粒　花椒二十粒

【制作方法】 首先把鱼肺冲洗，去尽血污；银耳温水发开，洗择干净，准备烹调。

次把猪油、麻油下锅先炸生姜、花椒，略事炸过，即加入水一大碗，随即放入葱头、酱油、胡椒、银耳、鱼肺，文火烧沸，再转入小砂锅内，继续用文火煨烧，大约烧三四十分钟，即可服食，佐饭或佐酒、佐露都可以随意。

13. 甜杏仁

（1）红炒杏仁的处方

【材料选择】 甜杏仁不拘量　粗红砂一大碗，或用无名异做的炒豆更好

【制作方法】 把甜杏仁用"隔筛"筛提一遍，使小的杏仁漏去，只留大的在筛内，所以名叫"隔筛"，是一种选材的方法。材料选好，准备入红砂内炮炒。

用武火把粗河砂炮炒极热，为增加砂的热度，可以加入少许的菜籽油，不断炒抄和匀，看锅内"加油"冒起青烟，随即把杏仁放入红砂，急急地炒抄，不可缓停。听见杏仁的爆炸声渐渐减少，即刻把它铲入筛子里，急速筛滚，把红砂"隔筛"，只留杏仁。候冷却之后，即密封罐子里，随时服食，一粒二粒地把薄皮捻掉，细嚼慢吞。

制作的时候最要注意，不能炒炮太焦，以"香黄脆"为度。

又要注意河砂的选材，须"水飞"漂取粗的，因为粗砂才不沾杏仁，一筛即分开了。否则细砂黏附在杏仁衣上，虽然在服食时候，捻去杏仁衣，而细砂终结存在，吃在嘴里，满口难受。

（2）甜杏仁膏的处方

【材料选择】 甜杏仁一百粒，去皮尖研细　核桃肉四两，研细，须留薄皮　猪板油四两　饴糖四两　蜂蜜四两　鲜梨汁八两　生姜汁四两

【制作方法】 先把胡桃肉、甜杏仁合研极细，再分别把鲜梨洗净，去核

留皮,捣烂如泥,绞汁去渣。鲜生姜也洗净,捣烂如泥,绞汁去渣。各别准备工作做好,即开始炮制。

先把猪板油切成小块,下锅熬炼,去渣留油。随即放入核桃肉、杏仁,略事熘炸,不住炒抄,看油都被吸收,即放入梨汁、生姜汁,仍不住炒抄着,炒匀之后,再放入饴糖、蜂蜜,仍不住炒抄,以锅内水汽将尽而又未尽,起了"蟹眼"糖泡,香气四溢为火候到家的标准,随即将这浓膏倾入瓷缸内,封存备用。随时在午睡醒来,服一汤匙,用白开水调化服下。

这个处方,对于肺虚的患者,以及久咳不愈、不能安睡的老年人,确有它的疗效,营养价值也高,是适合广大群众的服食品。

(3)杏仁茶的处方

杏仁茶又叫杏仁糊,一般市面都有售卖,可以去买来服食,照方调制不用再介绍了。

14. 白及

(1)梨甑白及的处方

【材料选择】 大鲜梨一枚,去核　鲜白及十枚,捣烂　冰糖少许

【制作方法】 须先把鲜梨洗净,在近蒂处切开,用小刀把核剜去,这种做法叫作"梨甑"。即把白及填塞在内,放入少许冰糖(不可太多),随即仍将切下的梨蒂盖合还原,另加牙签或竹签钉合固拢。再平整地放入碗里,放在饭上同蒸,以饭熟为度,取出服食。

这处方对于肺脏病灶不钙化,或者不巩固的患者有很好疗养价值,尤其对于两颧发赤,兼有咳嗽,痰中带血的人效用更突出。

(2)白及肺片的处方

【材料选择】 白及适量,研细末　猪肺片适量

【制作方法】 先各别做好,研白及为末,切肺成片的准备工作,然后用白水煮肺片约十分钟,刚刚熟透,即连汤盛入碗内,蘸着白及粉吃,每次吃白及三钱,一点作料也不配备,完全服食本味。

这服食方法是以治疗为目的,凡属肺脏有空洞、阴影的典型肺结核,照此长期服食,有很好的疗效。

15. 百合绿豆沙羹的处方

【材料选择】 鲜百合一两,或干的也可　绿豆沙二两　冰糖一两

【制作方法】 首先把绿豆沙做好，再同百合、冰糖一齐放入砂锅里，文火烹煮。以百合片煮到"烂软熟透""片心化粉"为标准，即盛在碗里，当作点心，随意服食，服食季节以夏秋两季为适宜，如喜欢吃冷的，可以把它冷食或者放入冰箱，冰透服食。

【附】 绿豆沙的制作方法

把绿豆淘洗干净，放入砂锅，加入的水量为绿豆体积的一倍的比例，文火煨煮，把绿豆煮烂熟即趁热用葛布包着绿豆，不住地揉搓、挤、捏，把绿豆粉挤出，名叫"豆沙"，把它吸收在原汤里，而把剩下的绿豆衣抛弃不用。

16. 天冬、麦冬

（1）二冬酒的处方

【材料选择】 天门冬五两，去心切片　麦门冬五两，去心切片　五味子五钱　冰糖五两　无灰黄酒三斤

【制作方法】 先把天冬和麦冬剖开抽心，切成薄片，连同五味子、冰糖一齐放入黄酒里，用砂锅文火熬煮，约三十分钟，即把它冷却收入酒坛里，封存备用。随时服食，可以把二冬取出，当作佐酒菜吃，也可以佐其他的荤素菜吃。

（2）蜜饯天冬的处方

蜜饯的天冬，市场糖果店里有卖，可以随时去买来服食，不必自己费事了。这产品以四川内江县制作的最好。

17. 乌梅酒的处方

【材料选择】 鲜乌梅肉二两，去核　高粱酒一斤　冰糖二两，捣细

【制作方法】 把梅子采下，去核用肉，连同冰糖末，一齐浸泡在高粱酒里，经过三天，即可随意饮喝了，佐荤素菜蔬服食。

这酒的作用，完全用在保健方面的，而不宜于治疗肺脏已病，最适宜于劳动人民，在劳动疲乏之后，喝饮少量，不可过度，以期保健与恢复精力，是最好的饮料。

18. 芝麻糊的处方

【材料选择】 黑芝麻不拘量，炒研　蜂蜜适量　鸡蛋一枚，打散

【制作方法】 先把芝麻淘洗干净，即入锅内，文火炒抄，以香为度，随即取出冷却，研成粉末，用瓷缸收存。

临时服食，取鸡蛋一枚，打开调散，再取芝麻二汤匙，混合搅匀，随即用滚沸开水，一气冲入，搅冲成蛋花糊，再加入适量的蜂蜜，调和服食。

芝麻又名巨胜子，有黑、白两种，以黑的最好，据《本草经》记载它的功用，是很好的药物，在服食品里，占很重要的位置，能够滋润肺与大肠，又能补肾，最宜于广大人民服食。价廉物美，老幼咸宜，百食不厌，功效极高，取材容易，不可平淡忽视了这好食品。

19. 银耳羹的处方

【材料选择】　银耳二钱，温水发开，拣择洗干净　　冰糖适量

【制作方法】　先把银耳用温水发开，拣择洗净，放入小砂锅或瓷缸里，一次加入一碗开水，只用微火煨焖或者用"五更鸡"（系特制的工具）微微煨一整夜，把银耳煨化成羹，即加入适量的冰糖（不宜过甜，能淡食本味更好），烊化服食。服食的时间最好在早起或者午睡起来，空腹顿服。

这处方对于"肺燥"的患者，有显著的效力。在疗养院里，最宜采用。

20. 燕窝粥的处方

【材料选择】　雪燕一笺，温水发开，拣选去毛　　冰糖少许　　银耳少许，温水发开，拣洗

【制作方法】　先把雪白燕窝，用温水发开，在水内漂着，再用镊子拣选去绒毛，逐一选好，合并银耳，集中一起放入砂锅或瓷缸内，使用微火或"五更鸡"慢慢焖煨，煨一整夜，于清早起床，洗面漱口之后，一顿服食。在临食之先，加入冰糖烊化再吃。

21. 胡桃

（1）凉拌嫩胡桃肉的处方

【材料选择】　嫩胡桃肉五两　　酱油二汤匙　　花椒末一撮　　麻油一茶匙　　鲜藿香少许，切细

【制作方法】　先选择刚刚成浆的嫩胡桃肉，敲开硬壳，把肉取出放在碗内，再用滚沸开水烫过一遍，随即将外面一层薄皮剔除，拌和酱油、麻油、藿香、花椒末，作成凉拌素吃。佐粥佐面、佐荤菜下酒，随意服食。

（2）油酥酱胡桃肉的处方

【材料选择】　菜籽油适量　　老胡桃肉一斤　　上等酱油五汤匙　　花椒五十粒

【制作方法】　先把成熟的胡桃肉，打开硬壳，取出肉来，放在碗里，用

滚开水烫过一遍，剔除薄皮，准备候用。

次把菜油放入红锅，文火烹煎，把油煎滚熟，随即放下花椒炸焦。再放下胡桃肉慢慢炸酥，随时检视炸酥透心为度，宁肯嫩些，切忌炸老了。火候到家，即把过剩的油倾出，仍留胡桃肉在锅内，即将酱油一齐倾入，缓缓炒抄，改为微火，慢慢地吸收酱油，但又要把酱油的水汽焙干，试尝一小块，觉得酥香而不软，略带一些脆性，即铲出候冷，密封罐内，随时当点心细嚼咽吞。

（3）原胡桃肉的处方

【材料选择】 生胡桃肉适量，不去皮　红砂糖少许

【制作方法】 所谓"原胡桃肉"，即是把胡桃敲开，生吃生嚼，拌和少许红砂糖，细细地嚼食。这种服食方法，不可烫去薄皮，需要连薄皮一齐吃，因为它的疗效，全在这层薄皮上。薄皮有点涩味，所以要配点砂糖。不过吃了这东西不能马上喝浓茶。只可喝淡盐开水，才有很好作用。

胡桃肉"得木之精"，单独饮食，有补脑壮肾、益肺止咳的功效。以科学的眼光来分析它，含有丰富的铁质、蛋白质、植物油脂，少量的黄连碱，有很高的营养价值。从历史的观点来看它，据《本草经》的记载，在宋代就有"方士"向皇帝进献胡桃肉，吃了止咳化痰，那位皇帝常常以胡桃肉赐诸大臣。又在晋代已有胡桃肉的复方，配合补骨脂和杜仲，名叫"青娥丸"，是补益肾肺的效方，流传到今，"疾医"大夫处方，还一直使用它。这说明了胡桃肉在治疗和营养两方面，都有很好的评价。

22. 肺痨草鸭蛋羹的处方

【材料选择】 鲜嫩肺痨草五匹　绿壳鸭蛋一枚　白糖一汤匙

【制作方法】 先选择肺痨草鲜嫩肥壮的叶心，采摘五匹，水洗干净，放入锅里用水大半碗煎煮，把肺痨草煮出汁来，捞去渣滓不用。同时选择绿壳鸭蛋一枚，敲开打散，即把煮沸的肺痨草汤一气冲入碗里，不住搅和鸭蛋，使成蛋花羹，最后加入白糖，调和均匀，当点心服食。

肺痨草，《本草经》以及诸家著作，都未见记载，系属草药范围，专门采集草药的药农，认识这草的也不多。它对于肺痈、肺气热胀、肺燥咳嗽、痰中带血、咳痰腥臭、口燥鼻干、百日咳一类病症，确具疗效。据我的师父和我的临床经验，凡属于肺脏燥热咳嗽、失血、胀满、气逆等症，照这处方

施行饮食疗法，其疗效达（几乎能达[1]）到百分之百，而且无副作用。

肺痨草系宿根类的草本，生长在山野的阴山背面。江、浙、川等省，我曾采集种植过，移植情况良好，变野生为家种，药力并不减低。它在雨水节苗芽，到夏至节即高长三四尺，到秋茎梢开米细白花，聚如穗形，微有清香，采来插瓶，能持久不凋。它的叶子颜色苍翠，略似菊花，比较宽大些，而有鱼尾。它的茎梗圆形，表皮有直行纹理如线，中心有瓤如絮，类似白通草，茎又杈枝出，劲不畏风。折茎穿通以作旱烟管，可使烟气不燥，烟油不升（用一年以后，破管视之，烟油仅在下段）。生长到霜降后，即收头枯萎，但宿根上仍发短梗绿叶，丛集根部，贴地而生，不向上长，虽大雪严霜，亦不凋谢。一直到次年的雨水节，则另苗粗壮的嫩芽，笔直上升。这种生长规律，在一般药物里是很少见的。

肺痨草的根，洗净泥土，鲜捣如泥，以治痈肿发背，疗效极高。不过使用这药敷贴背痈，须根据外科的密传方法，所谓"辨识痈头，留头莫敷""遍箍晕脚，按头留孔"。这种传授，有很精深的道理，如法敷药，才能达到"未溃内消，已溃提脓"的要求，否则反而使毒内攻，深陷难拔，侵害脏腑，反把有效的良药变成毒物。技术与药物的运用，其能否结合的利害关系，竟至如此，所以过去贵在师承的口传心授，居为奇货了。

【附】 痈头辨证方法

用高粱酒和水各占一半，调和均匀，再用黄表纸或草纸，浸湿水酒，贴在痈肿部分，约几分钟之后，查看水酒最先干燥的地方，即是痈头，用墨点记标示。一个背痈不止一个头，细细查看，逐一标记，在敷药时候即把这些痈头分别留露一孔，不可敷药。这种方法说破了似乎简单，其实并不单纯，乃古人经过若干年的经验累积，乃临床经验与理论相结合的总结。

六、肾脏病的食谱

(一) 总则

人体五脏，唯有肾脏是两个，与心、肝、脾、肺不同，据经典的解释，属于内景的气化论。《素问》《灵枢经》以及《黄庭内景经》的叙述，都说肾

---

[1] 此为编辑所加。

脏要小而且坚才合标准，它与人体的气化关系很大，也最容易生病。

肾脏的病状，归纳起来，大约有如下述：邪在肾脏，则病骨痛、阴痹、腹胀、腰痛、大便难、脊背颈项痛，时作眩晕，黑色而齿枯，无故善恐，呵欠频数，脐下有动气，按之有物触指而且生疼。肾病气逆，则小腹急痛，泄而下重，足胫寒而逆。另外有一种"脾传之肾"的病，名叫"疝瘕"，少腹冤热而痛，又有溲出白液，名叫"白蛊"。

肾病的"虚""实"分别：大抵肾气"虚"则厥逆，胸中痛，大腹小腹痛，意志不乐，心悬善恐；肾气"实"则腹大、胫肿、喘咳、身重、盗汗出、憎风。

肾病的饮食疗法和营养品的服食，有个最高原则，所谓"肾苦燥，急食辛以润之""肾欲坚，急食苦以坚之，用苦补之，咸泻之"。

肾病宜食鸡肉、桃子、葱、大豆、猪肉、栗子、藿香、腰子、柏子仁、牡蛎黄、鹿脯、鹿胎、鹿尾、鹿鞭、鹿角胶、海狗肾、牛肾、羊肾、牛鞭、黑豆、熟地、食盐、乌灵参、鸡肾、鸭肾、鹌鹑、麻雀、鸡肾草、鹿衔珠草。

（二）食谱举例

1. 鸡肉

鸡肉汁、月母鸡汤、鸡脑，各种服食的处方与做法，皆详见前述。

2. 桃子

桃子的分类、服食处方与做法，皆详见前述。

3. 葱

葱的凉拌与酱肉丝等的处方与做法，皆见前述。

4. 大豆

红烩大豆等处方与做法，皆见前述。

5. 猪肉

猪肉的红烧，里脊、猪脚等的处方与做法，皆见前述。

6. 栗子

（1）糖炒栗子的处方

糖炒栗子，一般市上小摊贩，皆有出售，可以随时去买来吃，这里不多介绍了。

（2）素烧白菜栗子的处方

【材料选择】　栗子半斤，去壳　大白菜心四颗　食盐一茶匙　麻油三汤匙　菜籽油三汤匙　凝粉一汤匙，水调化　生姜末一匙

【制作方法】　先把生栗子用小刀剖去皮壳，须要保持完整，不可破碎，逐一剖好，准备烹饪。

大白菜四颗，除去外包老叶，只留嫩心，大约只留五六片，等于鸡蛋的大小为标准。同时把白菜心自根部向上切开，分做四片，但在梢部又不可切断，利用嫩叶把它连系着，另用沸水一壶浇淋一遍。这样准备好，等候使用。

把菜油、麻油混合下锅，用文火煎沸，随即放入栗子，油锅熘炸，只把表皮炸酥，里面发软为度，不可炸得太老，随即搀入白水二碗，加上食盐烧沸之后，即转入砂锅，用文火慢慢煨烧。烧到栗子粉烂，即加入白菜心、生姜末继续煨烧，大约二十分钟，白菜刚刚熟透，不可过于烧烂，失去"菜根香"的本味。尤以菜心略带一点生气，最合规格。这时先把菜心轻轻铲起，平铺整齐，排列在九寸条盘里，同时把凝粉放入锅内，浓缩原汁，不住抄翻栗子，随即把栗子和原汁倾放在白菜心的上面。这样白菜平铺在下面，雪也似的白，栗子堆积在上面，墨也似的黑，颜色调和，浓淡划分，引人食欲大增，不动筷子，已是"垂涎三尺"了。这种做法，名叫"乌云盖雪"，又叫"云头雨脚"。佐饭佐酒服食。

（3）红烧栗子鸡的处方

【材料选择】　鸡肉半只，切登子　栗子半斤，去壳　鸡油二两　猪油四两　酱油五汤匙　食盐一汤匙　生姜一块　葱五根，纽结　山柰一钱　黄酒五两　八角茴香一钱　鲜藿香切一撮

【制作方法】　先行把鸡肉、栗子，各别地切好剖好，即把鸡油、猪油混合下锅，文火煎沸，放入鸡肉与栗子，略事翻炒，以鸡肉"缩皮翻花"为标准。当即加入黄酒烹激，仍不住翻炒着，再加入酱油、生姜、葱、山柰、八角茴香、食盐略炒三五下，即加入鸡鸭火腿汤，或猪骨头汤，或白水三大碗，烧沸之后，转入砂锅里，继续用文火慢慢煨烧着，大约红烧到三小时，以鸡肉"烂熟透心、骨肉分家"，栗子"粉烂酥松、入口化渣"为火候到家的标准。在服食之先，撒上鲜藿香，即可佐饭佐酒，随意服食。

7.腰子

腰子根据"以类补类"的理论，选择材料，在家畜兽类中只限于猪腰、羊腰、黄牛腰三种，在家畜禽类中只限于鸡腰、鸭腰二种。因为这五种取材容易，又因其他的腰子"各得五行之偏"，服食有流弊。

（1）烧腰散的处方

【材料选择】 腰子一对，猪羊牛任用一种 食盐一撮，炒研 炒杜仲五钱，研 补骨脂炒，三钱，研 胡桃肉三钱，研 鲜荷叶一张 湿泥一团

【制作方法】 制作手续比较繁复，不可弄错，以免影响了治疗或营养的价值。服食烧腰散，能够治疗多年的肾虚腰痛，又能大补肾脏的"真火"。

首先，把腰子剖开，撕去"骚筋"。即把腰子里面有一层薄膜除去，否则有尿臭气味。再把腰子分做两爿，每爿切成"千页书"的形式。即切成一条一条的薄片，但又不能使它分离，须留一面不能切断，使其连系在一起，仍然保持着半爿腰子的形态。这样两爿腰子都切好，放入冷水里浸泡冲洗，经过二三遍，取出晾干水汽，准备使用。

其次，把炒杜仲、胡桃肉、补骨脂、食盐共同研细末，事先把准备工作做好。前三味药物名叫"青娥丸"。在汉末晋初，已因经验累积疗效很好，而广泛地使用了。据中国药物学理论，《本草经》说补骨脂和胡桃肉因为"木火之精"，大补肾阳不足。补骨脂系由印度传来，在汉明帝时代，印度佛教东传，医药交流，才有补骨脂入药的记载。有些本草考据说，系宋代时传来，但从佛家经典考据，当以汉代传入为合理，而印度之用补骨脂，在"耆婆"时期，时间更早。从这历史的观点而论，在经验中已有丰富的资料了。

再次，把研好的"散药"，平均塞入腰子"千页书"的缝子里，两爿都塞好，即把它两爿合拢，还原成一个整的，用鲜荷叶包裹好（干荷叶水浸软用），又在荷叶外面，包裹一层湿泥，大约五分厚度，然后放进"子母灰火"当中，慢慢地煨熟（烘箱里烤也可）。煨到药香气透出来，即行取出，剖去泥团，再剖去荷叶，最后连药末一齐剔除干净，只剩下腰子，随意服食，以空心吃为最好。

（2）凉拌腰片的处方

【材料选择】 猪腰子一对 生姜末一撮 酱油二汤匙 胡椒末少许 花椒末少许 麻油一汤匙 葱白十根，切丝

【制作方法】　制作非常简单，取材容易，最适合一般人的要求。先把腰子如法剖开，撕去骚筋，用片刀作成薄片，放入清水里浸漂二三遍，捞起备用。

另外用一大碗水，用武火烧滚沸，随即把腰片投入沸水锅里，大约腰片在沸水中翻滚四五遍，看腰片四方翘起，成"灯盏窝"的形式，立刻用"漏瓢"把它捞起，同时把水汽"吊干"，放在盘子里，加入麻油、生姜末、葱丝、酱油、胡椒末、花椒末，拌和均匀，佐饭或佐酒服食。

8. 柏子仁茶的处方

【材料选择】　炒柏子仁五钱，捣　百花露一盏，或石泉，或白水

【制作方法】　先把柏子仁炒香为度，再把它轻轻捣破，同时用百花露一盏，烧煎"虾须沸"，即用这水冲泡柏子仁，将茶盖扣紧，约三五分钟，当作茶饮，在服食油腻品之后，喝这茶一杯，最为合理。

9. 蛋熘牡蛎黄的处方

【材料选择】　鲜牡蛎黄四两　鸡蛋二枚　菜籽油四两　生姜片十片　食盐一汤匙

【制作方法】　先把牡蛎黄淘洗干净，用"漏瓢"捞出，吊干水汽，即入碗内，敲出鸡蛋，放入食盐，用筷子搅打和匀，使牡蛎黄都穿上蛋衣。

再把菜油下锅，武火煎沸，投下生姜片，炸焦捞出。随即把穿衣牡蛎黄全部倾入，急速"抄挪"，约抄翻十五六下，看鸡蛋衣凝固，即速铲起，盛在盘子里，趁热佐饭食（冷吃反腥而不鲜）。味鲜香嫩，尤滋"肾阴"。

这处方选材不难，尤其在南方更为普遍。宁波一带，常生拌酱油吃，也很合理。它的制作方法，又很简易，尤其适合南方人的胃口。

10. 鹿肉

（1）鹿脯的处方

【材料选择】　鹿腿一只，一斤配盐四两　食盐一斤，炒　花椒一百粒　山奈一两，研　八角茴香一两，研　白糖四两　火硝五钱

【制作方法】　这个处方是专门制造鹿脯的，相当于火腿的制作方法，鹿腿一只配食盐、火硝等作料，一如分量为标准，如果做得多，可照此标准类推增加。

把鹿腿选好，另将食盐等作料，混合研成细末，再把作料遍抹鹿腿，均

匀抹遍，使它全部吸收，放在瓦缸里，经过七天到十天，并时去翻转一次，使盐水浸泡鹿腿全面均匀，到期取出，悬挂通风的地方，使它"风干"水汽，以鹿腿干瘪，不再滴盐水为止，再在鹿腿外面涂抹"醪糟汁"一层，继续风干几天。这样加工，鹿脯即告作成，即可收存，随时制作服食。

服食的制作方法：先将鹿腿宰下所需要的食量，把它用温开水洗涤二三遍，即放入沸水锅中，略事烹煮五分钟，这种方法叫作"渗味"。把过甚的盐味，渗煮减低，但不可煮久了。随即切成"八大块"，放在大碗里，入笼焖蒸，并撒上冰糖屑少许，文火蒸二小时，即可取出服食。碗内的蒸馏原汁，可以蘸着面包、馒头、窝窝头吃，也非常可口。

（2）红烧鹿鞭鹿筋的处方

【材料选择】 鹿鞭鹿筋全具，炮炙　酱油五汤匙　食盐一汤匙　鲜笋一斤，切滚刀　生姜一大块　胡椒二十粒　花椒五十粒　铜龟二只　肉桂一钱　猪骨头浓汤五大碗　葱白五根，纽结

【制作方法】 这个处方适宜于疗养院，家庭里有条件的人自然也可以的，兹将制作方法分述如下。

准备鹿筋一具，照买卖习惯，都应该附带"鹿鞭"，又名"鹿葱"，即雄鹿的生殖器。如果没有鹿鞭，则是雌鹿，价格要低廉很多了（在西康买大约三四元钱一具）。

把鹿筋、鹿鞭用"子母灰火"炮炙一遍，用铁夹夹着，不住手地在灰火中反复搓动、来回抽送，使它遍体接受灰火的炮炙，耳听眼观，手不停搓，小心在意地炮炙它，听见它"喳！喳！喳！"的爆炸声，看着它表皮泡起，微带酥松，通体一样受遍了火力，即取出来，淬入淘米水内，浸泡三五天，每天换淘米水一次，一直浸透"软绵如带"，即细细地刮洗。同时把鹿鞭从中心剖开，把里面洗干净，再三淘洗，切成二寸长一段的材料，准备烹调。

铜龟的选材和去"骚精"与饲养的方法，皆详见前述，这里不再重复写了，如没有铜龟，改用鳖鱼。

把鹿筋、鹿鞭、铜龟的准备工作做好之后，即把猪骨头炖的浓汤五大碗倾入砂锅里，加入生姜、胡椒、酱油、食盐、葱白、肉桂、鲜笋等作料，调和均匀，再放入鹿、龟，覆紧盖子，用文火慢慢地红烧，约烧四小时，以鹿

筋烂透为标准。即可盛在碗内，佐饭服食。

服食之后二十小时内，禁止吃萝卜，因为萝卜是鹿脯、鹿筋、鹿鞭、鹿茸的"解药"，彼此对消就失去补性了。

（3）干蒸鹿胎的处方

【材料选择】 鹿胎一具　生姜一大块　葱白五根,纽结　淡菜三两　食盐一茶匙

这个处方用的是比较稀罕的东西，可遇而不可求。在西康、青海一带草原或高原地区，在三伏期后，立秋节前，猎鹿季节里，倒是常见的。可惜鲜的不能方便购到，风干的鹿胎，功用就不显著了。

【制作方法】 将鹿胎用水冲洗干净，随即放在蒸锅里，加入淡菜、生姜、食盐、葱白，隔水蒸，但与蒸鸡汁等的做法不同，这种干蒸，不能扣紧蒸锅的盖子，而是应该把盖子除去，敞着口蒸，使蒸馏的汽水倒注在蒸锅内面。这样蒸三四小时，则鹿胎烂熟，而汤汁也满注一锅了。

睡醒空心服食，大补"肾命真元"，食后忌吃萝卜。

11. 海狗肾白豉浆的处方

【材料选择】 海狗肾一个,剖开洗去膜,切细丝　白豉浆三汤匙　水半碗　生姜末一撮　食盐少许　葱白末一撮

【制作方法】 每次用海狗肾一个，用温水发开，剖成二爿，撕去膜络，再用"片刀"作成薄片，切成细丝，以备烹调。

海狗肾属于血肉品，根据食医炮制的理论，血肉品"利于水而不利于火"。有人把它在瓦上焙焦，其有机成分，已被破坏无遗，且有氧化碳或硫化碳的毒性渗入，对于治疗和营养的价值，都会降低。应该把它溶解于水，是合科学的处理方法，也说明食医的理论和方法是正确的。

把海狗肾切成细丝之后，同时把"白豉浆"（即醪糟汁）混合白水，连同海狗肾丝一齐放入砂锅里，用文火烹煮，约煮二十分钟，即加入食盐少许，以不咸不淡为度。再煮二三分钟，即倾入碗里，调和生姜末、葱白末，随意空腹服食。

服食这个处方，食前食后的三个小时内不能吃糖，否则脾胃痞满。这种服食方法，大补"肾阳""强精壮力"。因此在服食当中，应该"寡欲"，禁止性生活的放纵，否则反而有害处。

12. 羊外肾的处方

【材料选择】 鲜羊外肾一对，即睾丸，切片　猪骨头汤一碗　猪脊髓一副　花椒十粒　胡椒末少许　生姜末一撮　葱白二根，纽结　芫荽末一撮　食盐一撮

【制作方法】 先把羊外肾剖开，撕去里面的骚筋和外面的薄包皮，冲洗干净，再用"片刀"做成薄片，准备烹调。

另外把熬好的猪骨头浓汤，加入花椒、胡椒末、食盐、生姜末、葱白，一齐放入锅里，用文火烧沸。随即投入猪脊髓（先切成一寸一段，冲洗干净），约煮十五分钟，再投入羊外肾片，同时改用武火，大约二三分钟，看羊肾片起了"灯盏窝"，立刻离火，倾入碗里，再撒上芫荽末，随意服食。

13. 清炖牛鞭蹄筋汤的处方

【材料选择】 鲜黄牛鞭一具，切洗　鲜牛蹄筋一副，洗净　胡椒十粒　花椒二十粒　生姜一小块　葱白五根，纽结　食盐适量　急性子二十粒，纱布包炖　芫荽末一撮　猪前蹄一对，炮洗

【制作方法】 把鲜黄牛鞭，循着"骑缝"用刀剖开，冲洗清洁，切成一寸长一段，准备候用。

把鲜牛蹄筋，冲洗干净，也切成一寸长一节。如系干的蹄筋，则须用"子母灰火"先行炮炙，放入灰火中，用铁夹夹着，反复搓翻，来回抽送，使牛筋遍体受火，炮炙酥松，投入淘米水内，浸泡三至五天，每天换淘米水，同时剔洗。再切断成节，准备使用。

猪前蹄的炮制方法，已详前述，参照执行，如没有猪蹄，可改用鲜牛尾一条。

准备工作做好之后，即材料放入砂锅里，搀水大半砂锅，同时放入生姜、食盐、葱白、花椒、胡椒、急性子（布包炖）用文火慢慢地炖着，约四小时，牛筋烂软，则牛鞭、猪蹄已早熟多时了，即可盛在碗里，佐饭或佐酒、佐露，皆随意服食，多余的原汤，可以下面条。

按：急性子即白凤仙花所结的子，它有软坚透骨的作用，既能使牛筋早熟，又能引导性味，直达肾脏，不过不能多用。这种服食方法，不特"补肾"，而且"滋肝"。材料也不十分难找，在疗养院里，在广大农村中都很适用。尤以康藏、内蒙古、青海等处牧畜区的同志们"近水楼台"，正好尽先采用了。

14. 椒盐油酥黑豆的处方

【材料选择】 圆黑豆不拘量   食盐适量，炒研   花椒适量，炒研   菜籽油适量

黑豆有两种，一种形如腰子，颜色虽黑而颗粒不大，名叫"马料豆"，味微苦涩，品质最劣，只宜饲马之用，不适合作人的服食品。另一种色黑光润，圆如豌豆，才合标准。中药店和市场里两种都有，应当选用圆的。

【制作方法】 先把圆黑豆淘洗干净，用水发透，再取出晾干水汽，以半干半湿的程度为标准。另将菜籽油下锅（用油不多）文火煎沸，随即把半湿的黑豆下锅油酥，不住炒抄，候黑豆爆炸声音减少，炒时锅里有"沙沙沙"的酥脆声，同时香气四溢，火候就到家了。即可铲在盘子里，摊开晾冷，临服食的时候，再撒上事先炒研和匀的椒盐末，拌和少许，佐粥服食，也可以佐酒，但不适于佐茶。

这个处方，能除脾湿而润肾燥，补益脾肾两脏，使它们不相克制，各尽各的功能。同时这个制作方法简单易行，材料丰富易得，无论城乡，四季咸宜，是一种大众化的营养上品。

15. 红烧枸杞乌梢蛇蛤蚧熟地黄的处方

【材料选择】 宁夏枸杞子一两   鲜乌梢蛇一条，去皮肠杂，切断   大熟地黄二两，切片   陈皮三钱   山奈一钱   鸡鸭火腿汤四大碗   黄酒三两   鲜笋四两，切片   八角茴香一钱   花椒三十粒   食盐三汤匙   嫩苇根一尺   葱白五根，纽结   酱油三汤匙   活蛤蚧一对，去头足肠杂，留尾   猪油二两   菜籽油一两

这个处方，是属于"大方"和"补剂"的一种，专门"以味补质"为目的。对于肾脏"阴阳两补"，有很高的营养价值。但有感冒风寒的人，绝对禁止服食。

【制作方法】 乌梢蛇的选材，以尾巴细长，能够穿上小铜钱二百枚者最合规格。如没有乌梢蛇，改用菜花蛇也可以的。把蛇宰杀之后，剥去皮子（绷伸阴干，可作琴鼓）。剖腹去除肠杂（把胆取出，滴酒内调和，服之能除风湿），洗冲干净，切成一寸长的"火炮筒"。准备红烧之用。

蛤蚧选择雌雄一对，宰去头足，但必须把尾巴保留完整，因为蛤蚧的滋补成分，大部分在尾巴上，再剖去肠杂，并把表皮用沸水烫过一遍，剔去不用，保持整体，不必切碎。

鲜苇根是水苇根，不可错用为芦竹根，苇根生长在浅水边、江湖沼泽的

两岸，随地都有，在南方是很寻常的东西，颜色玉白，中空有节，选择肥壮嫩尖一尺长（临服食之前捞出扔掉）。

鲜笋切成"骨牌片"，如用干的"玉兰笋干"，则发透做成大块薄片，再横切细丝，做成"一把梳"，类似"鱼翅"的形状，把它美术化。

熟地黄须选择肥大粗壮，黑色晶光，而且必须经过九蒸九晒的制炼，才合规格。削去"芦""脐"和表皮，再把它开切成"筷子头"。或者用"片刀"使用"滚龙抱柱"的刀法，做成"万卷书"，把整个熟地黄片成连续不断，长达一二尺的"横幅"薄片。再把枸杞子同笋丝各用少许，卷在中心里，卷成长筒形式，外面用苇根顺着纤维撕破作长带形，分二寸为一段，逐渐把熟地卷心筒捆扎一周。然后再逐段地中心切开，恰好苇根带束在腰间，非常好看。这种"手工菜"富有美术价值，名叫"玉洁丹心"又叫作"皂白清"。

准备好之后，即把猪油和菜籽油混合下锅，用文火煎沸，随即放下蛇肉、蛤蚧，略事熘炸，以肉"翻花"为标准。速将黄酒浸入烹煎，续下食盐、酱油、枸杞子、胡椒、花椒、陈皮、八角茴香、山奈、鲜笋片、葱白、苇根等作料，一并略事抄炒，即搀入鸡鸭火腿汤。候汤烧沸，再转入砂锅里，半掩半开着锅盖，继续用文火红烧。大约经过三小时，蛇蚧肉烂软，以筷子一剥蛇肉，能"离骨"而起"登子"为标准。即可盛入碗内，佐饭或佐酒服食（苇根捞出扔去不用）。

按：这处方在疗养院里，可以集合二三人合伙服食。不浪费而得实惠。尤以广东籍的同志们，最对胃口，而且对这种服食品并不陌生。

这种做法，有个粗俚的名字，叫作"龙苟合"。推敲语气，是从"切口"来的，似乎无啥涵义可取。

16. 乌灵参鸡心肘的处方

【材料选择】 乌灵参四只, 各切八片　乌骨雌鸡半只, 切登子　猪心一个, 洗净　猪肘一个, 洗净　食盐二汤匙　生姜一小块　葱白五根, 纽结　花椒二十粒　鸡油四汤匙　黄酒四两　鲜笋片三十片　紫石英一两, 布包　灵磁石一两, 布包

这个处方，有心肾相交、水火既济的滋补功效，对于心肾两脏有病的人，最为相宜。

【制作方法】 先把乌灵参每个切成八片，鸡肉切成"登子"，随即把鸡

油下锅，文火煎沸，将乌灵参和鸡块放下油锅熘炒，以鸡肉缩皮翻花为标准，速将黄酒倾入烹煎，约二三分钟，即搀入白水七八大碗，同时加入猪心、猪肘、食盐、生姜、葱白、花椒、笋片、磁石、紫石英（皆用布袋包着）。加大火力烧沸，再转入砂锅，仍用文火慢慢地炖着，炖到肘子、鸡肉都烂熟了，即可盛入碗内，随意服食，猪心、猪肘、鸡肉可以蘸点酱油吃。乌灵参在四川草药铺里有时可以买到干的，制作时须用鸡油多熘炸五分钟，否则始终绵软不烂，特须注意。

乌灵参又名"雷震子"，表皮黑如光漆，内面的肉呈白而微黄的颜色，全身类椭圆形，有蒂而无根茎，蒂苗土面，类似鼠牙半支（草药名称），深藏土中，土作空窟，光滑如坛子一般，乌灵参即安居其中，天上响雷，大地震动，乌灵参亦随之而在窟内跳动，故有"雷震子"的名称。

乌灵参属于蔓生的寄生植物，春夏之间，它的藤寄生在野草或豆苗之上，并不生长在土中的，所以名叫"莫娘藤"（炖黄酒可治痔疮，甚效）。藤上所结的子，名叫菟丝子，是补肾的专药。乌灵参与它的藤相隔很远，而自生在土中，与"茯苓苞"的藤和茯苓相隔很远而生，是相似的，因此挖掘它必须根据这些象征。古代的养生家服食这东西，相传的神话很多，虽然是迷信，确因它有滋补的价值，才产生无稽的讹传。

乌灵参产地以四川的灌县、綦江等地为上品，体壮重实，气旺圆大，黑如縣漆，纹理细腻。我一九四六年在杭州慈云岭，曾挖掘四个，不如川产。每年夏季，常有新货上市，价格便宜，货源虽少，因懂得的人也少，吃的人更不多，因此价格低廉，一般人把它当作菌类服食，真太可惜了。乌灵参能通肺、肾、脾三脏，为补气利水的上品，性味甘平，兼有人参、茯苓二者的长处，而无它们的缺点，的确值得介绍，而且这处方的制作方法也不繁难，配合的材料也普通，正适宜于广大群众的服食。

17.鸡鸭肾猫耳绒汤的处方

【材料选择】　鸡肾十枚　鸭肾十枚　猫耳朵三十个　猪骨头浓汤一碗　胡椒少许　食盐适量　生姜末一撮　凝粉一汤匙　火腿丝一撮　葱白末一撮

【制作方法】　先把鸡、鸭肾洗干净，放入锅内，沸水"渗过"一遍，以刚刚烫熟为原则，不可渗久，因而烫老。随即取出，把肾的外皮轻轻剥掉，保持原状，准备服用。

另一方面，用面粉发湿，做成三十个"猫耳朵"（食量大的可以酌加）。同时把瘦火腿少许，切成细丝，准备服用。

再把事先熬好的猪骨头浓汤（白水也可以）入锅烧沸，先下猫耳朵，煮熟之后，即下胡椒末、食盐、火腿丝、鸡鸭肾，混同煮约五分钟，随即放入凝粉，浓缩原汁，使成茸汤，倾入碗里，撒上生姜末、葱白末，调和服食，鲜嫩无比，百食不厌。

按：鸡鸭肾即是鸡鸭的睾丸，据旧的说法，鸡鸭肾强性淫，交接无度，在以类补类的理论之下是补肾的上品。从科学的观点分析它，所含的睾丸素非常丰富，营养价值很高。材料来源很多，制作方便，尤其在广大的农村里，鸡鸭成群，取材更易。农民弟兄们，终年劳动，据中医学"久劳伤肾"的理论，更应该服食这个营养品，用以滋肾壮骨，加强劳动力，间接增加生产。

又按：鸡鸭的睾丸与一般动物不同，虽然同是附脊而生，但它因季节气候的变化，随之而长大缩小。观察它长大缩小的规律，一般鸡鸭喝了"清明水"，睾丸即开始增长肥大，喝了"秋分水"，即开始缩小。同时在身体外面，也随此季节而换毛，因此在清明秋分节前节后宰割，"新毛筒"最难除尽；在夏至节到立秋节期中睾丸最为肥大，鸭子睾丸挺大的有如鸽蛋，且比较长些。鸡的睾丸这时也大如龙眼。在这时期里，是采取的最好季节，过早过迟，逐渐小如黄豆，没啥食头了。这些材料，不特关系服食品"采取及时"的学问，而且对生物学的研究，有精细的观察，可见古代食医并不简单。

又按：雄鸡雄鸭，只想采取它们的睾丸来吃，而不想宰杀它，最是合理。可以使用"阉割"手术，在清明节以后，把它们"阉割"了，还可以使它们变成"阉鸡""阉鸭"肥壮异常，饲养到春节过年再吃（雄鸡鸭都很少板油，阉了则与雌鸡鸭一样，板油增多）。至于"阉割"手术，农村里有"阉匠"，可以请求执行。其实自己学习一回，也能操作的。

【附】阉割方法

把雄鸡鸭捉来，侧向右面卧着，左侧面朝天，用一只脚把它的双足踏紧，另用一只脚把它的双翅"反剪"着而踏紧。再在它的最后一根肋骨下面，循傍着肋骨的纹理，斜斜用牛耳小尖刀剖开一条刀口，长约五分至八分（这位置要选择准确，开刀之时才不会出血，事后又不会胀气），即用一个"绷弓"把这刀口钩着绷开，随即另用一个"套杆"伸入腹里，拨开肠子，直抵脊柱，利用"套杆"尖端的"马尾活套"把睾丸套紧，再用尖刀伸进去，齐着睾丸，把肾系切断，则睾丸即被套在"马尾活套"上，轻轻被取出来了。再如法取第二个。事完之后，就便在鸡鸭的腋下，拔两匹软细的绒毛，顺着刀口，把毛贴上，即能黏合伤口，几天就复原了。如果二三天以后，刀口处"胀气"，鼓起一个气泡，可用银针，或橘子树上的刺，把它穿破放气泄水，即会痊愈。

18. 鸡肾草猪蹄汤的处方

【材料选择】 鸡肾草一两   猪前蹄一对，如法炮炙，或羊蹄四只   食盐一汤匙   生姜一小块   葱白三根，组结   胡椒十粒   花椒三十粒

这个处方，简单易行，清淡之中而又有浓厚的性味，因此它的营养价值很高，可以达到"形不足者补之以气，质不足者补之以味"的双重要求。不论城乡，都能普遍地适用，尤其是在广大的农村里，更能随地取材，采掘新鲜的鸡肾草，配合猪蹄或者羊蹄炖汤，补益的功效更能提高一步。

按：鸡肾草是一种野生的草本药物，它属于宿根类，根上结生一种类似鸡肾的东西，所以名叫鸡肾草，春分出芽，叶似蚕豆而较长，浅青肥润，一茎对生，至夏高约三四寸，茎端开淡绿色的花蕾，味甘淡微咸，功能强肾。随处皆有，采集容易。

19. 鹿含草酒的处方

【材料选择】 鹿含草四两   黄酒二斤

这处方选材和制作，都很简单，既能除湿补肾，又能壮气提神，最适合于劳动人民的需要，尤以能喝酒的人更对胃口，因为"酒客"大多数不喜欢喝甜酒，而喜欢喝微有苦味和涩味的酒，所以对黄酒的评价，以"苦为上，涩为次之"为品题的标准。鹿含草酒就具备这种性味。

【制作方法】 把鹿含草采集足量，清洗干净，晾干水汽，即整棵浸入黄酒瓶里，时时摇转，泡过一天一夜，即可随自己的酒量，配合荤菜或素菜服食。

按：鹿含草，有些类似车前草，秋季抽心三四茎，茎端开花，结实，有如小樱桃，鲜红夺目，名叫"鹿含珠"。泡酒服食，须连鹿含珠，否则除湿

力大而补肾效小。鹿含草以产陕西留坝张良庙附近与四川峨眉山的最有名，其他各地亦皆出产。

七、其他病症食谱的举例

（一）胃病的食谱

胃病最难治疗，不易调养，因为它不能不每天纳饮食，既要纳饮食，就不能不被刺激，一受刺激，问题就难处理了。因此，胃已病的疗养和未病的保健，必须以"次多食少"为原则，如此，有病可以疗养它，没有可以健壮它。兹就饮食疗法和营养品的服食，简单介绍如下。

1. 法罗海酒的处方

【材料选择】 法罗海八两，切片　无灰黄酒二斤

这个处方，治胃疼痛，不论病的虚实，时间的长短，发炎或溃疡，服食这酒，绝无副作用，而有定痛消炎的功效，尤其对于胃气剧痛冲心，痛不可忍的证候，有突出的疗效。累试不爽。

【制作方法】 把法罗海切成薄片放入酒里，浸泡三天，即可取酒服食，服食的分量，一般人用一两，能喝酒的人和疼痛剧烈的人，服用二两。

这酒越陈越好，每次取用一两之后，必须同时加添一两进去，可以保持一个相当长时期的服食。

按：法罗海系宿根草本，是云南昭通市附近的土产，大半生在少数民族居住区，其他各省，我还未发现过。它的形状有些像党参，叶茎有点似土人参，花淡黄色，单瓣五出。云南昆明市、昭通市经常有卖的，产量不大，云南同胞常把它作土产馈赠亲友，价格虽然低廉，却是很稀少的珍贵品，能够设法移植，化野生为家种，是非常必要的，希望有关方面研究。

2. 鲫鱼萝卜丝汤的处方

【材料选择】 鲜鲫鱼一尾，约八两，去鳞杂　白萝卜丝五两　猪骨头汤一碗 胡椒末少许　生姜末一撮　葱白末一撮　猪油二两　食盐一汤匙

【制作方法】 先把鲫鱼剖去鳞杂，白萝卜切成细丝，再将猪油下锅，文火煎沸。先下生姜三五片，炸焦捞出，再放入鲫鱼，熘炸一遍，不可炸得太老，以鱼尾翘起为度，即炒翻一面，再略事熘炸，随即倾入事先炖好的猪骨头汤或者白水亦可。继续投入萝卜丝、胡椒、食盐、生姜末，仍用文火烹

煮，约经二三十分钟，即可盛在碗内，撒上葱白末，佐饭服食。

按：鱼类只有鲫鱼，是专门"补土"的，诸家本草经介绍很详。萝卜随处皆有，能够利水消食、化痰健中。这两种服食品，对于胃脾病具备治疗和营养的双重价值，无论城乡，大众咸宜。

3. 清蒸石首鱼的处方

【材料选择】　石首鱼一尾，去鳞杂　猪网油适量　生姜十片　胡椒末少许
葱白五根，组结　食盐一小茶匙　上等酱油一汤匙

【制作方法】　先把石首鱼剖去鳞杂，冲洗干净，随用猪网油包裹着，放在大碗里，或大条盘里，再加入食盐、生姜、胡椒、葱白、酱油诸物齐备，即放入蒸笼内焖蒸一小时，即可和盘托出，剔除猪网油（仍可做别的用处），单吃鱼肉和汤，佐饭或佐酒服食。

按：石首鱼蒸熟以后，在脑袋里有块东西坚硬如石，所以名叫石首鱼，在南方是常见的鱼类，能够滋养胃阴和补益脑力衰颓。

4.鸡汁

详见前述。

5. 柿饼和柿饼霜

详见前述。呃气和胃痉挛的人最宜服食。

6. 韭

详见前述。

7. 羊肉汁

详见前述。

8.饭焦粥

详见前述。

9.猪肚、牛肚

详见前述。

10.芋艿

（1）椒盐干蒸芋子的处方

【材料选择】红毛芋子不拘量，洗净泥土　花椒适量，炒研　食盐适量，炒研
这个处方简单易行，不特营养价值很高，又有"养胃生津""降肃胃气"的治疗功效。历代以来的养生家，在初步练"导引"的期中，大多入

山"坐茅棚"，每在子时练功完了之后，服食芋子二三枚。又在宗教里面，很多的"道场"在办"法会"时，也采用这种服饵品。这些事实，说明了芋艿的服食价值，是从经验累积中证实了的。这东西产量很大，无分南北，农村中都能生长，最适宜于农民弟兄的服饵营养，尤其导引疗养院所更当采纳。

【制作方法】　先把芋子冲洗干净，斟酌所需要的用量，把芋子放入蒸笼里，焖蒸一小时，以芋子"烂熟粉透"为标准，即可连笼取出，临服食的时候，把皮子分几路剥开，不必剥完，只剖开一半，不必全部剖完，而用手拈着没有剥开的那一段，蘸着事先研和的椒盐末，细嚼咽吞，再配合"陈仓米茶"服食，更合胃病的要求。

如果蒸笼不方便，把它放在"子母灰火"中煨熟，抑或放在烤炉中烤熟，再蘸椒盐服食，更有一种甘香的美味，不过煨烤的方法有些"燥性"，不如蒸的和平。两种方法，都可适宜采用。如系"胃阳虚"的人，用煨烤方法是最合理的。

按：芋艿的选材，以"红毛"品种为最好，它分作水芋艿和旱芋艿两类。最好是旱芋艿，即种植在土里生长的。又从芋艿本体的分类，分作"芋母"和"芋儿"，又叫作"芋头""芋子"。芋母是生茎长叶的基本，全国产品以广东第一，大如人头，因此又叫作人头芋。芋子是旁生在芋母四围，大只如酒杯。蒸烤两项服食，选材都以芋子为对象的。

（2）素烩芋母的处方

【材料选择】　红毛芋母适量，去皮洗净，切骨牌片　菜籽油适量　麻油适量　食盐适量　酱油适量　大蒜苗三五匹，切五分一股

这个处方以素食为原则，不宜荤食，否则油腻太过，反变成滞胃的作用，无益有害了。

【制作方法】　先把芋头剥削去皮，切成骨牌片，随即放入锅内加水"渗过"一遍，渗去芋头的麻性。因为芋头赋麻味，所以必须"渗过"，而用水要"宽"（即加多点水的意思）。大约经过二十分钟，芋母已软烂透心，即用畚箕滤去涎水，同时把菜籽油、麻油混合下锅，文火煮沸，先放食盐，下锅酥炸，随即将芋母倾下，不住炒抄，再加酱油，继续炒抄着，约炒二三十下，即加入白水一碗，停止炒抄，慢慢地细烩，约经十五分钟，即加入蒜

苗，炒抄和匀，盛入碗里，佐饭服食。

11. 蟾皮糯米糕的处方

【材料选择】 金蟾皮一两，炒研　糯米半升，炒，磨粉　红砂糖四两　蜂蜜半斤

【制作方法】 蟾有水蟾和金蟾两种，水蟾即我们通常见着的黑色癞蛤蟆，金蟾是比较少见的黄色癞蛤蟆。服饵蟾皮，以金蟾皮为合规格，黑色的水蟾皮，只可做外科用药或者做小孩玩的"绷绷鼓"的材料。

先把金蟾皮切成宽约二三分的条片，拌和粳米一合，放在锅里，用文火炒炮，炒到发泡起了"鱼蛋子"为标准（即蟾皮经过加热分解，爆裂许多米粒大的细泡）。即把它铲出，留皮去米，研成细末，准备做糕之用。

次把糯米半升，放入红锅，文火炒抄，炒到香黄酥脆为度，不可过于炒老了。即取出晾冷，用石磨磨成细粉，以备应用。

把上二项准备工作，分别做好之后，随即把它和拌极匀，再加赤砂糖与蜂蜜，继续搓揉拌和，以均匀为度。最后放入"糕模子"内，压成各种形式的糕饼，收存瓷缸内，随时作点心服食，同时配合一盏花露茶，最为惬意。

（二）高血压病的食谱

高血压症的病理原因很复杂，不可一概而论，用药物治疗，应辨证施治，不能固执一方，以图侥幸。因此，对于饮食疗法和营养品的服食，也不能例外。为了适应患者的需要和把握它的特性，而采用处方起见，兹分别举其现症与普通易行者互相结合，条述如下。

1. 凉拌海蜇头的处方

【材料选择】 海蜇头适量，开水发胀洗净　酱油适量　麻油少许

【制作方法】 把海蜇头选择肥壮的材料，用开水发胀，洗去砂土，拌和适量的酱油、麻油，佐山药粥服食，不特鲜脆可口，且与山药粥配合，功效相得益彰。

这处方的适应证，以头面发热、面颊发红、口干舌燥者最为适宜。

2. 怀山药粥的处方

【材料选择】 鲜怀山药适量，切骨牌片，干的也可以用　糯米一撮，淘洗干净，与山药比例为三比一　马口铁一块，如无马口铁即用灰口铁代替

【制作方法】 先把马口铁一块，入铁锅里挽水先煮半点钟，次下糯米合煮，皆用文火，煮到米已烂熟，再下切好的怀山药，继续煨煮，煮到山药也烂熟了，即可盛在碗里服食。配合凉拌海蜇头更好。同时把马口铁捞出洗净，二次再用。

这处方的适应证，以上重下轻、头涨目眩、口干心烦、饱食易饥、小便短赤者，最为适宜。

3. 金不换鸡子黄羹的处方

【材料选择】 鲜金不换叶四匹　鸡蛋黄一枚，去蛋清　蜂蜜一汤匙

【制作方法】 先把新鲜的金不换叶下锅，文火烹煎，约十五分钟，一面用鸡蛋一枚，去蛋白而用蛋黄，盛在碗里，把它打碎，随即把金不换汤冲入搅匀，冲成蛋花羹，调和蜂蜜，空心服食。

这处方的适应证，以目眩头晕，动则天旋地转，难以起坐者，最为适宜。

按：金不换又名铁蒲扇，又名大晕药，系一种野生移植而为家种的宿根草本，叶似蒲扇，色苍青而有红筋，一本丛生。为四川的特产，成都附近产品更佳。药农种植常采鲜叶出售。也可以作成凉拌素菜服食。

4. 凉拌血皮菜的处方

【材料选择】 鲜血皮菜一握，选嫩叶　酱油一汤匙　陈醋少许

【制作方法】 选择血皮菜的嫩叶，或嫩菜尖，下锅用沸水"渗过"一遍，不可渗得太熟，只宜刚刚烫熟为原则，速即捞起"吊干水汽"，拌和酱油、陈醋，佐粥或佐面饭服食。

这处方的适应证，以自觉身热，夜间尤甚，手足心常常出汗，皮肤燥痒如有虫爬，心常烦躁者，最为适宜。

按：血皮菜，虽以菜名，却不是一般常吃的菜蔬，是属于草药类的一种宿根草本，也可以说是一种野菜。四川和广东农村里常有人移植为家种。它的茎类似红油菜，叶阔长而有锯齿，颜色绯红，杂以青翠。吃起来略有一点"土臭"气味。它还可以治妇科血热崩漏的病。

5. 铜龟汁的处方

【材料选择】 活铜龟一只　淮知母三钱，酒炒　黄柏三钱，酒炒　母姜一片

【制作方法】 首先须做铜龟的饲养，清洗它的肠胃与去骚精的工作，这

些方法，已见前述，这里不再重写了。把铜乌龟宰割之后，即连同知母、黄柏、母姜，一齐装入蒸锅里，隔水重汤，文火焖蒸五小时，以把龟板（胸前那块软骨）蒸软化为标准。即可取出，打开蒸锅，服食原汁。这种服饵方法，是以"食苦坚骨""食辛润肾"为目的，味道并不难食，而疗效颇高。

这处方的适应证，以肾水亏损于下，火炎于上，常觉头昏脑涨，双脚发热，自腿"内廉"上冲，腰酸背困者最为适宜。

6. 桑根白皮茶的处方

【材料选择】　桑根白皮一两　石泉或百花露一盏

【制作方法】　把桑根白皮的一层表皮轻轻刮去，冲洗干净，切成短节，同时用砂壶盛石泉，以松果烧沸，以"虾须沸"为度，随即投下桑根白皮，略事烹煎，约三五沸，即行离火，用盖盖紧，稍"焖"几分钟，即可斟在茶杯里喝了。

这处方的适应证，以身体肥胖素有痰饮，留滞胸膈，喘息抬肩，呼吸不至肝肾，因而引起的高血压，望诊其下眼睑，时常作黑色或隆起如"卧蚕"者，最为适宜。

7. 竹沥酒的处方

【材料选择】　高粱酒十斤　松木钉八个，削圆尖　活南竹一根　煅石膏粉五两　扯钻一具　弯嘴漏斗一只

【制作方法】　先选南竹一根，仍须利用它种在地上鲜活的生气，选用第四、五、六节，在每节的上端，用扯钻钻开二孔相对，再用弯嘴漏斗插进一个孔内，另留一个孔通气，以对消空气的压力，酒才能灌进去，随即把高粱酒从漏斗灌入竹节里，大约灌满三分之二，即停止再灌，即把漏斗退出，用松木钉同时钉入两个孔内，将它塞紧，再用煅石膏粉调水敷在周围，严密封固。这样操作，一直把酒逐节灌完为止。

酒灌入竹节内，大约经过四十天（必须经过一次或二次月圆），以竹叶逐渐变黄而枯萎，为火候到家的标准。即可将竹子从根砍倒，用一根长的铁通条，从根部向上穿通，逐节打穿，把酒取出，盛在瓶里，随时服用。这种做法，丹道家名叫"自然鼎"，炼出来的酒名叫"竹沥酒"，又名真正的"竹叶青"。这样炼出来的酒，是采炼竹子的精华，和摄取"太阳真火""月魄寒精"，因此能够变化高粱酒雄烈的气味，而为醇淡冲和，不含酒味，又富有

清香，沁人心脾的竹子气味。养生家很重视这种饮料，虽名曰酒，其实没有一点酒味了。

制炼这酒的季节，必须在春分节之后，夏至节之前，及时采炼，否则酒质既不醇和，而且折耗很大，失去"调剂盈亏，均衡满溢"的气化作用。如在霜降节以后采炼，则竹内的酒因气温下降，阳潜于阴的关系，点滴无收了。

服食这酒的方法，必须把它斟在"烫杯"里，隔水烫热，才开始饮用。

这处方的适应证，以痰客经络，化为热痰，身重倦怠，筋惕肉瞤，头昏口干，经常自汗，舌尖朱红，舌根黄厚，西医所谓的血管硬化，因而引起的高血压患者，最为适合。

8. 牡蛎黄

牡蛎黄的处方和制作方法，详见前述。因肝虚血燥引起高血压的人最适宜。

9. 凉拌蚶子的处方

【材料选择】 活蚶子三十枚　酱油一汤匙　麻油少许　生姜末少许

【制作方法】 先把蚶子冲洗干净，放在大碗里，再用滚开水一壶，浇淋碗内，把蚶子烫死，以每个都张开了贝壳为标准，即行捞起，放在盘子里，拌和麻油、酱油、生姜末，半生半熟地服食，味道鲜美，大滋真阴，佐竹沥酒或佐饭服食都可以。

这个处方以肝肾阴虚引起的高血压最宜常服。

10. 荸荠、甘蔗汁的处方

【材料选择】 鲜荸荠不拘量，榨汁　红甘蔗不拘量，榨汁

【制作方法】 先把荸荠、红甘蔗，分别剔去浮根，洗净泥土，再用淡盐水漂浸消毒，最后用榨汁的方法，把鲜汁榨出，渣滓榨干，平均兑和，随时当作饮料喝。

这处方的适应证，以大便秘结、小便黄赤、口常干苦、四肢不遂、胸腹痞满者，最为适宜。服食之后，大便爽利，抑或溏稀。

11. 蛟肉连锅汤的处方

【材料选择】 鲜蛟肉四两　酱油适量　食盐一茶匙　鲜苦笋片三十片

【制作方法】 这处方先把鲜蛟肉切成"一块玉"的薄片，同鲜苦笋片一

齐下锅，搀水烹煮，约二十分钟，放下食盐，调和之后，即可随意服食。吃时蘸点酱油。

这处方以真阴素亏，虚阳上逆，引起血压升高，同时举阳不倒，夜不安眠者，最为适宜。

按：蛟肉颜色雪白，类似蚕蛹，而略如立体长方形，一端有眼、口，状似浮雕。产于西南与西北高原地区，四川、云南、贵州人，俗习呼之为"太岁"（西北情况如何，未经实际了解）。每在夏秋之交，山洪暴发的时期，农民在耕锄山地当中，常有发掘出来的机会。相传是蛟卵孵化，尚未成蛟出土，故名蛟肉，其味鲜脆，并无腥膻气味。此种传记，赵学敏在《本草纲目拾遗》里，也曾采访记载，目前尚未经生物学家鉴定，不知其究竟是否？然就我的观察和根据祖国药物学理论而言，"太岁"这东西，是一种化生的爬虫动物或者是湿生的芝菌类而绝不是卵生，这可以肯定的。因为它没有卵壳的象征，只有一层坚韧柔滑的表皮，剖开来看，里面又没有脏腑肠胃的组织，只有一个酒杯似的软囊袋（因我见得太少，未能达到全面观察，所知仅只如此，或许因挖出时间的不同，其化生情况，自然也有变化，为我所不知），因此我推断它是一种低级的爬虫动物或是属于芝菌类，二者必居其一，不过化生出土以后，是个什么东西，我的知识已不能解决了。据父老传说，山中有一种"蛇王"的生物，形似升斗，用腹部爬行，嘴巴生在前面，与身子一样大，喷出毒气，捕食野物，似乎与"太岁"有些相近似，但我没有见过"蛇王"，也不能臆断，介绍给科学家们研究吧！

据它的生长环境和肉色性味而论，是滋补肺肾两脏的东西似可成为定论。我于一九三九年，在四川邛崃县的蒙山养病，同几个人曾大吃过一次，当夜酣睡，日高三丈才起床，虽然不见其他功效，却足以说明它养阴的价值，后来有朋友曾送来一块腌肉，也未吃它，至今想起来，可惜没有专门去研究它，引为憾事。

12. 素炒蕹菜藤、小晕药的处方

【材料选择】 蕹菜藤四两，去叶，选嫩尖，顺筋切细丝 小晕药叶尖五钱 麻油三汤匙 食盐一撮

【制作方法】 将麻油下红锅，武火烹煎，油沸下盐，把食盐炸炒，约一二分钟，随即把蕹菜、小晕药一齐倾下锅内，用筷子炒抄（锅铲炒抄，分

散不开）。约经七八分钟，菜刚熟透，须要带一点脆性，不可炒得太熟，即行取出，盛在碗内，佐饭或佐粥服食。

这处方的适应证，以气血失调，上焦不利，头晕脑涨，脚腿浮肿，小便短涩，静脉管偾张的人，最为适宜。

按：蕹菜，又名空心菜，又名藤藤菜，有大叶、小叶二种，能行血中之气，通利三焦，调和气血，宣腑逐瘀。

小晕药系野生草本，茎似竹节，节节生单叶，叶似土牛膝叶而有红筋。我曾移植试验，发育的情况良好，是值得特别介绍的。

13. 大小晕药炒鸭蛋的处方

【材料选择】 鲜大晕药叶四匹，切碎，或用小晕药叶　绿壳鸭蛋一枚，打散　麻油一汤匙　食盐少许

【制作方法】 先把大晕药叶或小晕药叶，采集洗净，切碎细块，同时选择绿壳鸭蛋，敲破打散，把切碎的晕药加入，并加少许食盐，调和极匀，随即把油下锅，文火煎沸，再将鸭蛋倾入锅内，炒三五分钟，即可铲出，佐饭或空心当点心服食，皆随己意，服后配合一杯桑根白皮茶。

这处方的适应证，以头晕昏涨，甚则房屋皆转，上盛下虚的高血压患者，最为适宜。而且疗效甚高。

14. 鲜生地、鲜地骨皮、鲜桑椹露的处方

【材料选择】 鲜大生地一斤，去脐　鲜地骨皮一斤　黄酒一两　鲜桑椹十斤，选黑熟　冰糖末八两

【制作方法】 先把鲜生地、鲜地骨皮、鲜桑椹，选择干净，共入石臼内，捣杵为泥，用葛布袋绞汁去渣，澄去沉淀，只取精汁，加入冰糖八两、黄酒一两，混合摇转，收存玻璃瓶内，盖子不可塞紧（因为酒、糖加下去，要起发酵作用，盖子塞紧，有时破裂）。经过七天以后（收藏愈久愈好），即可随意服食，当作经常的饮料，每次可以服二两。也可以佐荤素的下酒菜，比葡萄酒味道还好吃些。

这处方的适应证，以阴虚引起的高血压患者，最为适宜。一般的高血压症，也宜服用。因为这处方是用"补精以味"为原则的。

15. 千秋茶的处方

【材料选择】 千秋叶不拘量，采东面者　石泉或百花露一盏

【制作方法】 须先采集千秋叶，淘洗干净，放竹畚箕内，以沸水浇淋五遍，再放饭上蒸熟。取出阴干。随时以石泉或百花露烧"虾须沸"，冲泡作茶饮。

这处方的适应证，以血管硬化、肺失均衡、经络血瘀的高血压患者，最为适宜。

按：千秋叶，即卷柏叶，丹道家服饵方，皆以此名之。一般的柏树叶，其性味也差不多，一样可用。

16. 鲜藕汁的处方

【材料选择】 鲜藕汁不拘量，去节

这处方选择肥大鲜嫩的藕，切去藕节备用。因为藕节性味苦寒，不宜单独作服食品，只宜入汤药用于亡血症。而去节藕的作用就大不相同，它能通气利水，养胃生津，疏导关窍，调整气脉，升降清浊。因此，养生家对于藕的评价很高，列为上品。有多种多式的服食方法，例如瓤糯米藕、蜜饯藕、排骨炖藕汤、素炒藕丝、荤炒藕肉片、凉拌糖醋藕片、凉拌姜汁藕丝、蜜腌藕尖、藕粉（藕粉的变化，又多种各样）、藕凉膏等的制作方法。藕汁不过其中的一种而已。

【制作方法】 把藕选好，切去藕节之后，即入石臼捣烂如泥，用葛布绞汁去渣，把藕汁累积起来，至少积成一茶杯，随意当饮料喝，喜欢甜食的人，可以酌加少量蜂蜜。

这处方对一般高血压的人，都很适宜，而无流弊。选材既容易，做法也简单，对没有病的人，也是很好的营养服食品。

17. 蕉心水

新鲜蕉心水的处方，详见后述消渴症。

（三）消渴症的食谱

消渴症西医名叫糖尿病，归纳为慢性病的一种，中医也认为是一种"难治之症"。单就中医辨证施治的分类而言，分做上消、中消、下消三种，各别的治法不同，这里只谈饮食疗法和服食品的宜忌问题。而以选材容易、制作简单又有补益为原则，兹略举其概要如下。

1. 三吃椰子汁的处方

（1）鲜椰子汁

【材料选择】 椰子一枚

【制作方法】 把椰子皮剖去，现出硬壳，在它的蒂部有天生的三个小孔，可用钻钻开，即把椰子汁倾出，盛在杯子里，随意当饮料喝。每天吃一二枚，可以随意，这是第一种吃法。再把硬壳用"狼锤"敲破，或者向硬地上用力一摔，亦能摔破，随即把里面的肉，剥削下来，再照下述方法服食，既不浪费，又能材尽其用，同具疗效。

（2）椰子肉汁

【制作方法】 把椰子壳敲开，将肉剥削下来，放入石臼里，酌量加入冷开水，捣碎绞汁，取汁生饮，留渣别作用途，这是第二种吃法。

（3）椰子肉糯米粥

【制作方法】 用捣过汁的椰子肉渣滓，利用它的纤维撕碎成细丝，再用纱布包好，同糯米一酒杯（不宜多用）搀水同煮，以文火慢煨，一直到糯米烂熟透心，即把椰子肉渣捞出扔去，另加食盐、葱白末、麻油各少许，调成咸味服食。淡吃也可以的，不过有些"生涩"气味而已。这是第三种吃法。

2. 蕉心水的处方

【材料选择】 新鲜蕉心水一茶杯

【制作方法】 这处方首先要懂得操作采取蕉心水的方法，否则有芭蕉也无法取得蕉心的水。芭蕉心的水，采取时间，最好是夏季，为了冬末春初服用，在秋季可以多采取些，放在冰箱里，或者冷藏在农村的冰窖里，储藏起来，也一样可以保存，慢慢地服用，每天可以喝二次，每次最多喝一茶杯。虽然当作饮料喝，但又不可过量了。

采取蕉心水，事先须做好一种特制的工具，这种工具系用竹管一只，管口约五分的直径，一端留着竹节，一端则削成斜口，倾斜约成十五度的锐角。照这样制作竹管，可以多做几只，适应需要而使用它。

把斜口竹管做好，即选择粗壮高大的芭蕉，从地上量起，在芭蕉的根部上面，约二尺至三尺之间，将竹管与芭蕉作四十五度的角度，向芭蕉的中心，斜插进去，以竹管的斜口正对芭蕉中心为标准。但须记着竹管的斜口，必须仰面朝天，与芭蕉的茎末成一致的方向，这样竹管的斜口，才能承接蕉心水的下注，流入管内。大约竹管插进蕉心经过半点钟至一点钟之久，管内即会注满蕉心水了。仍从原孔轻轻退出竹管，把水倾入杯内，如法再取，以取足需要量为止。

3. 天萝水的处方

【材料选择】 新鲜天萝水半茶盏

天萝水是一种野生的丝瓜藤里面的汁水。如果找不到野生的丝瓜藤，家种丝瓜藤，一样可用，同具效力。

【制作方法】 丝瓜藤采取时间，以夏秋之交水汁最旺，春冬则无处可采了，然而，在近代科学发展的今天，我们为了需要服用这东西，尽可采用温床培养的方法，虽在冬春二季里，也可经常服用。照目前一般疗养院的情况而言，大多数都有花房设备，可以在花房里播种丝瓜藤，采取天萝水，以供病人的服用，是个容易行得通而又是惠而不费的事。

没有花房温床设备的地方，也可以在秋季采取大量的天萝汁水，把它放入冰箱，或者冰窖里，冷藏备用。

每天可以服用两次，每次只限服半茶盏，不可过多。唯病情严重的人，例如尿糖、血糖，都是顶高，而且口渴干苦，饮水无度，不能止渴，自觉全身发热，甚至眼红、头涨、昏晕，手足心、背心、前心时时自汗，小便黄赤，全身酸软，四肢无力，有似瘫痪等重病现象的患者，可以每天服用三次，每次仍只限半茶盏。同时请大夫用药治疗。

采取天萝水的方法，只要准备一只小口瓶子，一把剪刀就行了。选择肥壮粗长的丝瓜藤，在白日里选好作记，必须在半夜里，"子丑之交"准时去采取，时间早了，则汁水少而味淡不纯，时间迟了，则味变浓厚，而汁水也会减少，"子丑之交"正是恰到好处的时机，这是经过若干年从实际中积累的宝贵经验，而不是星相家说子午的迷信。我们以科学眼光来分析它，其中道理并不简单，它包括了气象学、植物学、物理学等等的作用。如果用中医学阴阳五行的生化理论来解释它，又更精微，不是三言两句可以了事。

在"子丑之交"，去到丝瓜藤下，靠近根部，用手的中指拇细细地摩挲一番（因为中指拇的触觉特别灵敏，据中医内景的学理而言，它是心包络的"气脉所出"的"井穴"，心为君主之官，所以它特别敏感，用中指是有道理的），摩挲着根部的粗皮与藤部的细皮吻接的地方（一般大的在距泥土根部二三寸的地方，沙土种的则约四五寸，比肥泥土要高些），闭着眼睛去摩挲，容易准确，睁着眼睛去看着摩挲，反而依稀仿佛，以致犹疑不定，难以下剪了。这种操作方法，据丹道家的传授，也有它的精深道理，是自有它的根据的，而不是迷信或神话。

先把藤的粗皮细皮吻接的地方，摸准确之后，随即用剪刀从中剪断，立刻把剪断的藤，插入小口瓶子里，将瓶子固定在土地上，以防翻倒。经过这样处理，即不必再去管它，第二天八九点钟，再去收拾瓶子，则全部天萝水都流注在瓶子里面了。采集归来照方服用。

注意瓶子需用小口的，如果瓶口太大，不特丝瓜藤容易脱落离瓶，而且小虫子会爬进瓶里去。最好在固定放瓶子的周围，撒上些防虫剂，更加妥善。我们采用古人的方法，而不被古人的方法所局限着，应适当地予以改进和变通，才是最合理的研究方式。因此我对这方法，建议这样改进一下。

4. 天花粉、山药粥的处方

【材料选择】 鲜天花粉五钱，干的也可用 鲜怀山药二两，干的也可用，但不可炒

【制作方法】 把天花粉切成薄片，怀山药切成"骨牌片"，称足分量，一齐放入铁锅里，用文火慢慢煮煨，煮到烂熟，倾入碗内，以淡食最好，否则加入少许的酱油或食盐。

5. 淡竹叶心露的处方

【材料选择】 鲜淡竹叶心不拘量，用苦竹叶心亦可

【材料选择】 先把鲜嫩的淡竹叶心，抽集若干根，集合起来，放入蒸馏器里，照升炼各种花露的方法，把竹叶心的精华，化固体为液体，蒸馏变而成露，把露冷藏起来，随意作饮料喝，但应该喝本味，而不可加糖。

在家庭养病的人，没有蒸馏器，可以委托中药店代做，既省事又方便。

6. 鲜藕汁的处方

这个处方，详见高血压症的食谱，不再重述了。不过消渴症的人，服用鲜藕汁，却不能加入蜂蜜，而应当吃藕的本味。这与高血压患者的服食方法有不同之处。

农村医药三十门

原　　著　周潜川

整　　理　赵宇宁

协助整理　陶玉雪　严　洁

前　言

————◇◇————

　　《山西农民报》的同志，有一次跟我谈起了农村医药卫生的事情，要我介绍一下这方面的材料。我想，医药工作要为工农兵服务。在当前，农村中的医药常识还不够普及的时候，介绍一些简便易行的中医医药常识是必要的，便高兴地答应下来。

　　我介绍的原则是：根据自己多年的临床经验，选择一些"不愁药源，简便易行，行之有效，又不会有副作用"的草药，治疗一些常见的疾病，以贡献给农民弟兄。希望同志们指正和试用。

　　为了郑重介绍，使这些简单药方能够发挥它的疗效，希望采用的同志们，必须严格遵守下面几件事。

　　一、症状必须辨认清楚，才能按方服药。

　　二、用药分量，不可任意增减。也不要过急地想早治好病，把分两次服的药，一次吃完。

　　三、采取药品一定要真，不可弄错。[1]

　　四、煎煮、炮制等必须照方施行，不可偷工减料，漫不经心。

　　五、不能辨识的病症，必须找大夫治疗，不可以为病状有些类似，马马虎虎地服用。

编者

---

[1]　注：部分中草药图片附后。

目 录

一、感冒门

（一）感冒兼火

【症状】 全身高烧，摸着皮肤也觉得烫人，面色好像吃了酒似的。口干想喝凉水，头痛，有汗或者无汗，小便少并且发黄赤色，舌苔干燥，颜色薄黄或者白腻当中夹杂黄色。

【处方】 生地黄五钱　川芎二钱　羌活二钱　煨葛根二钱

防风二钱　白芷二钱　柴胡二钱　黄芩五钱

薄荷二钱　生姜三片　生甘草一钱　生石膏一两

水煎二汁，先熬生石膏半小时，再加入余药共熬十五分钟。把二汁和匀之后，（使药力平均）再分二次空腹服下。

服后忌风吹，忌油荤。小儿减半。

（二）感冒兼伤食

【症状】 恶寒，发烧，身痛，头痛，有汗或者无汗，呃气，打饱食，不思饮食。

【处方】 紫苏三钱　橘子皮三钱　白萝卜籽三钱　山楂果三钱,炒焦黑

有汗加桑叶三钱（恶寒、无汗时不用）。

紫苏（见附图 1）是农村常见的草本植物，茎方，叶子有些像桑叶，但有红色的筋络。不出汗的人，应当茎叶并用；出汗的人，只用紫苏根茎，不可用叶子。

水煎二汁，和匀，再分二次空心服。如系不出汗的人，吃药之后，仍不出汗的，可以吃一碗热稀饭，盖被一催，即可出汗。汗出之后，要忌风吹。小儿减半。

（三）感冒咳嗽

【症状】 咳嗽，吐白沫，鼻流清涕，鼻塞不通。

【处方】 枇杷叶一两,刷去毛　五匹风三钱　兔耳风三钱　车前草三钱

水煎二汁，和匀，分二次空心服。

枇杷叶即枇杷树的叶子，一年四季常青，随时可采用，必须把叶上绒毛刷去。

五匹风（见附图 2）又名五匹草，每匹叶子是五匹小叶组成的像五个指头

攒簇一样，叶子色青，叶柄微扁圆，贴地丛生叶子，没有茎。兔耳风（见附图3），叶子像兔耳朵，每匹叶子向上直立，不横长的。叶上有细绒毛，叶深青色。

车前草，叶如手掌，色青，叶上有五条筋络（三条筋的是蛤蟆草），夏秋出穗结子，像芝麻子，名叫车前子，是清热利尿的药，也有明目的功效。

二、泻泄门

（一）泻清水

【症状】 肚皮不痛，只泻清水，泻势很凶，但没有其他症状。

【处方】 车前子三钱　小枣树皮一两

水煎一大杯，一次空心服完，小儿减半。或者用土炒白术一两，配车前子三钱，不用小枣树皮，也可以的。

小枣树皮，即结小枣的枣树皮，而不是结大枣的枣树，不可搞错。

（二）赤痢

【症状】 大便夹杂下血，每天泻痢几次、十几次，甚至二三十次。大便坠胀，肛门火热，肚皮疼，一疼就要大便，每次大便很少，口干。

【处方】 猪鼻孔一两　荠菜五钱　白萝卜叶一两，捣汁兑和　马齿苋一两青蒿三钱

水煎分二次空心服。小儿减半。

猪鼻孔（见附图4）又名侧耳根、鱼腥草，叶子附节单生，面青背红，如心脏形状，有浓烈香气，根生土中甚长，色白，茎呈竹节形，茎高三至六寸。

荠菜（见附图5），又名地地菜、护生草，农村常作野菜吃。

萝卜叶，即家种的白萝卜叶，洗净之后，鲜捣如泥，绞汁去渣，把汁兑和药内服；如无鲜叶，用风干了的萝卜头也可代替。

马齿苋，贴地蔓生，遍地都是，梗红色，叶青如圆豆，五瓣丛生梗梢，北方农村常采来包饺子吃，或凉拌吃。

（三）白痢

【症状】 大便下痢如鼻涕黏液白色，坠胀，肚皮胀，饮食不好。

【处方】 猪鼻孔一两　龙芽草三钱　泥鳅串五钱　香椿根皮三钱

水煎二汁，和匀，分二次空心服。小儿减半。

龙芽草（见附图6）又名过路黄、箭头草、毛脚鸡，形状有点类似仙鹤草。

泥鳅串（见附图7）又名田边菊，浙江人叫马兰头，采来凉拌做菜吃。有红白二种，白痢用白的好些，红的也可以用，红的也可以加入赤痢药方内。

香椿根皮，即平时吃的香椿，采用根子的皮入药，但不能用树干的皮。

（四）通治赤白痢

大蒜一两　薤白一两

二味和捣如泥为丸，如绿豆大，晒干。每次服三钱，空心白开水温下。这方不拘赤痢、白痢，新旧痢症，统用本方治疗，有很好的效果，简便经济。

三、中暑门

（一）阳暑

【症状】　心烦，口渴，尿发红又少，出汗身热。

【处方】　竹叶心五十根　车前子三钱　青蒿三钱　乌梅肉二枚

水煎二汁，和匀，分二次空心服。小儿减半。

竹叶心即普通竹子的叶梢，卷心未开，一抽即抽出来。

乌梅肉，即乌梅把核去掉。

（二）阴暑

【症状】　不出汗，恶寒，怕风，身疼。

【处方】　藿香三钱　橘子皮三钱　白扁豆四钱　香薷二钱

水煎二汁，和匀，分二次空心服。小儿减半。

藿香即农村里种植的香料，以用鲜的最好，中药店有干的，也可以用。

白扁豆即农村里种的，平时做菜吃，单用豆，不用壳。

香薷是一种野生的草本，有点类像茵陈蒿，但味不苦，而有浓烈的气味，干了有点像艾绒，颜色青中带灰白，中药店有成品，鲜干都可以用。

按：中暑这个病，如果服上两方，不能彻底解决问题，说明他病情复杂了，还必须请大夫治疗。

四、胃病门

（一）胃痛症

【症状】　凡是胃痛很厉害，不论远年近日，只要不吐血和大便黑，都可用本方止痛。

【处方】　药酒方：法罗海八两　黄酒二斤

把法罗海（见附图8）敲破，浸入黄酒（最好是绍兴酒）内，时间越长越好，平时把酒泡好存放着，一旦胃痛时，即将药酒一两，用水烫温热，服下效力很好。如果没有备好药酒，临时取法罗海三钱，水酒各半，煎浓汤一杯服下，也可以。

（二）饮食后胃中嘈杂

【症状】　每顿饭后，胃中嘈杂（烧心）。

【处方】　全蝎一枚至三枚，约五分重

中药店有成品，或者捉几个活蝎子，把它淹入淡盐水里，用盐水淹死，再取出风干，于食前半小时嚼细咽下，或者煎汤一小杯服下也行。

（三）消化不良症

【症状】　饭后胃上痞满，呃气吞酸，不能多吃饭。

【处方】　炒酒曲五钱。

先把酿造醪糟的酒曲子，研成细粉，在锅里用文火炒成黄色，装在瓶里备用。每天食后，服五分或三分，白开水冲吞，或用菜汤、米汤都可以。

五、鼻病门

（一）鼻膜炎

【症状】　鼻子时常不通气，时塞时通，鼻孔里面发红肿。

【处方】　小葱白一段　煅白枯矾少许，研细

把小葱白切下约三五分长一段，蘸很少一点白枯矾粉，轻轻塞入鼻内，要不松不紧，睡觉也塞上，此方外用。

（二）脑漏

【症状】　鼻孔常塞，偶尔通气，经常流浊涕，颜色发绿或黄，又有臭气，头额时疼涨闷。

【处方】　仙人掌二两，去刺　猪前蹄一只，五寸长

二味炖汤，去仙人掌药渣，放入点盐，做菜汤连猪蹄吃。如没有猪蹄，可用猪骨头代替。

仙人掌（见附图9）花园里常种来做盆景观赏，如像手掌一样，叶色青，上面有刺，须把刺刮掉。

（三）鼻衄

【症状】 鼻孔流血，尤以小儿最多，是农村常见的病。

【处方】 白茅根二两　绿豆壳二两

二味共煎浓汤一大碗，当茶喝，小儿减半。另外可以常煮绿豆汤吃或煮绿豆稀饭吃。如在夏天，可以用石榴花揉成团，填入流血鼻孔内，再把冷水浇在后颈窝里；或者把萝卜头捣汁，去渣，把汁缓缓地滴入流血鼻孔内；又可以同时采用大蒜头，捣烂如泥，在锅内炒热，贴在脚心横纹中央，用布包好，左鼻孔出血则贴右脚心，右鼻孔出血则贴左脚心，但鼻血止了，即当除去。

六、疟疾门

（一）截疟外用简易方

【处方】 鲜生姜四两

捣烂如泥，分做两个烧饼形式，把它摊平，贴在两腿的膝眼穴上，用绷带包扎好，在发病之前两小时包扎，膝眼穴在膝髌骨两侧有孔处。

（二）内服简易方

【处方一】 白糖四两　烧酒半斤　红米一两

把三味和匀，用开水烫滚热，趁热饮酒，以微醉为度。在发病之前两小时服，服后安卧。

【处方二】 烧饼一枚　朱砂一钱

烧饼烤热，少少蘸着朱砂嚼吞，发病前两小时服用。

七、黄疸门

（一）阴黄症

【症状】 阴黄症最大的特征，是黄色晦暗，有些类似黄土，全身无力，能吃饭不能干活。

【处方】 炮附片三钱　焦白术五钱　炮黑姜三钱　炙甘草一钱
上党参五钱　陕茵陈五钱　三角风五钱　黄酒一两

水煎二汁，和匀，空心服。小儿减半，孕妇忌服。

（二）阳黄症

【症状】 阳黄症最大的特征，是黄色像黄金，又像橙桔的黄色，眼珠都黄透了，口苦干渴。

【处方】 焦栀子三钱　茵陈蒿一两　焦白术三钱　白茯苓五钱

　　　　　川泽泻三钱　猪矢苓三钱　三角风五钱　黄酒一两

水煎二汁，和匀，再分两次空心服，小儿减半。

三角风（见附图10）是野生藤本，叶子呈三角形，青色藤心中现菊花形，梗叶根都用。

（三）胆结石症

【症状】 凡胆结石，右胁常常发生大痛，呕吐。

【处方】 大金钱草一两　满天星草一两

二味采齐合用更好，否则，只用一种也行，最好采用鲜的三至五两，茎叶全用，捣烂绞汁。如用干的，则煎成汤，当作茶喝。长期坚持服下，可以止痛，把胆石化去。

大金钱草（见附图11）喜欢在阴湿地方生长，南方最多，是蔓生科野草，叶如金钱，色青，附地蔓生。

满天星草，又名明镜草、移星草、星宿草。是蔓生植物，叶圆如指头般大，边沿有锯齿形，色青，常生在台阶之下阴湿处。

这两种药，对膀胱结石、肾脏结石，也有疗效。慢性肾脏炎在善后调理阶段，我们也常用它，效果也不错。

八、眼病门

目红肿（洗眼方）

【症状】 凡是目疾，红肿，赤膜，烂弦，迎风流泪，偷针，翳膜，都可以用。

【处方一】 黑枣肉一枚　胆矾一分　生黄柏三分　白矾七分

　　　　　铜青八分，研细　甜杏仁三枚　乌梅肉一枚　花椒二十粒，去目（去籽）

　　　　　桑叶一张　小白菊花二朵

水煎一大杯，澄清，去渣和沉淀，冷了之后，用消毒棉花蘸洗双目。另外趁热时利用药汁热气，先熏双目，也是合理的。

这方只限外用熏洗，不可服食。

铜青是铜器上生的一种绿色的锈，又名铜绿，农村容易找到，中药店也有成品。

【处方二】 鹅不食草不拘多少

上述症状，如用第一个处方来不及，可以先用这个方。把鹅不食草揉捣成团，塞入鼻孔里，左眼病则填入右鼻孔，右眼病则塞入左鼻孔里，双眼都病，左右鼻孔都塞。一面再配合第一方熏洗。

鹅不食草，又名地胡椒，野生草本，结实像胡椒，生在茎顶上，一茎一粒，高二三寸，叶子青色，丛生根部，叶小如蚕豆。鹅不喜欢食这个草，故名鹅不食草。

九、牙痛门

（一）牙齿痛

【症状】 不论虚实寒热、虫蛀的牙疼，都可以用。

【处方】 地骨皮二两 猪前蹄五寸一只

二味合炖汤，当作汤菜服食，捞去地骨皮药渣，猪蹄则做菜，汤放点盐喝下，小儿减半。

地骨皮是枸杞子根上的皮，鲜干都可以用，农村遍地皆有，中药店也有成品。枸杞树的嫩叶名叫枸杞芽，采来炒菜吃也有帮助。

（二）牙缝出血

【症状】 农村中常有患牙缝出血者，尤其早晨起床时更爱出血。

【处方一】 白茅根二两

煎浓汤一碗，当茶喝。

白茅根是茅草的根，根深生土中，像竹节状，色白，中有硬骨头，把骨头抽去更好。

【处方二】 黄豆豆腐渣不拘多少

把磨豆腐滤过剩下的豆腐渣，敷在牙龈外面，必须用黄豆的渣，每天换二次，这是外用方法。

十、咳嗽门

（一）外感咳嗽

见前述感冒门。

(二) 老年咳嗽

【症状】 老人久咳多年，夜卧难安，百药不效，可用此方。

【处方】 猪板油八两，熬油去渣 麦芽糖八两 胡桃肉八两，捣碎

蜂蜜八两 黑芝麻八两，炒香研细 冰糖八两，研细

鲜梨八两，洗净连皮去核，捣泥，绞汁去渣，单用梨汁

鲜生姜八两，洗净，捣泥绞汁，去渣，单用姜汁 甜杏仁八两，捣碎

制药方法：先分别把各种药配齐，并把各药炒研，捣汁，分别办好，然后，先把猪板油下锅熬化，候油起青烟了，即把胡桃肉、甜杏仁放下油锅，不住炒转，看见胡桃肉、杏仁变成黄色了，即加入黑芝麻，不住炒转和匀，随即把鲜梨汁、生姜汁一齐倾入，仍不住炒转着，候炒匀了，再放下冰糖、麦芽糖、蜂蜜，仍不住炒和着。这时火不可太大，用文火慢慢熬着，看锅里沸滚，初是小泡，逐渐变成大泡，香气四溢，即是火候到家的程度，即速离火，倾入瓷缸或者陶器钵内，候冷备用。

服法：每天早午晚三次，在饭后一小时吃一大汤匙，白开水调化服下。

十一、喉症门

(一) 喉痹

【症状】 喉咙红肿疼痛，口干，身上微烧，有时失音。

【处方】 万年青叶三钱

水煎一杯，一次服下，重症可服二次，小儿减半。

万年青（见附图 12）是家种的花草，长年青色，叶如海带，约长一至二尺，约二指宽，秋初开花结红果如樱桃，用果三五粒，捣破，用冷开水冲吞，效力更大些。

(二) 单娥，双娥

【症状】 喉咙里一边或两边红肿，有时红肿处还有白点或白膜，又肿又痛。

【处方】 除服上述万年青外，可以配合这个外用处方。

煅枯白矾三钱，研细 百草霜一钱，研细 灯草心五钱，入竹筒内封固两头炼成黑炭

把三味和匀吹入喉内，吐出涎水，每天吹三次。

百草霜是农村中烧柴草的锅底中心处的烟灰，刮下研细。但须注意，决不可用煤炭锅底的烟灰。

十二、眩晕门

眩晕与高血压

【症状】 头脑昏涨，目眩头晕，站立欲倒，厉害时，看见房屋也是旋转的。一般高血压的患者也有此症。

【处方】 金不换叶三匹切细　绿壳鸭蛋一枚

把金不换的叶子采三匹大的，小的可以用四五匹，洗净切碎，同时把鸭蛋敲开，打散，把药调和，倾入油锅，炒成常吃的鸡蛋一样，空心服下。如没有绿壳鸭蛋，用普通鸭蛋也行，如鸭蛋一时也没有，改用鸡蛋代替也可以，但以鸭蛋最佳。

金不换（见附图13）又名大晕药，有些人把叶子叫大晕药，根子叫金不换，其实是一个东西，这药是野生而变家种的。如像甜菜一样，叶大如掌，色绿，有红色筋纹。

十三、失眠门

【症状】 一般性的经常失眠，大多上床不容易入睡，或者睡得不熟。

【处方】 炒酸枣仁五钱　生酸枣仁五钱

二味生炒各等分，水煎二汁，空心服。

酸枣仁是酸枣核里的仁，农村里吃了酸枣肉，可以把枣核收集备用。大枣仁不可用。

十四、心跳门

心脏怔忡

【症状】 有一种病者，除长期失眠之外，随时自觉气短，走路、上楼更觉气短，同时心脏跳动很急，心慌，口苦，脸色时常发红，手心出汗，手心又常发热，有时心脏抽痛。

【处方】 白芍药一两　炒栀子三钱　菖蒲五分　木香一钱
　　　　万年青叶三钱　芭蕉花三钱

水煎二汁，和匀，分二次空心服。

白芍药是白色芍药的根部，有些类似红薯。

栀子是野生的小灌木，开喇叭白花。结的栀子像枣核，外面有棱。干后炒黑。

菖蒲即端阳节悬挂门上的东西，叶子像宝剑，用根。

木香是野生的蔓生物，叶子有三尖角，色青，用根。

芭蕉花，是芭蕉开的花，红色如心脏。

这几种药农村容易找到，中药店也有成品。这种病很难医治，除临时采用这方救急之外，应当请有经验的大夫诊治。

十五、霍乱门

【症状】 上吐下泻，腿肚转筋，肚皮绞痛，或者恶心，呕吐不出，腹里非常难过。

【处方】 生白矾三钱，研细粉　　灶心土一两

水煎灶心土一杯，分二次冲吞白矾粉，小儿减半。

事先单独给患者一点白矾粉细嚼，如果吃的味道觉得酸涩，不是霍乱病，服这方也可以的；如果吃的味道是甜的，并不涩口，则是真霍乱，照方服下，并立即送医院治疗，把患者隔离开，以免传染。

又可采用白扁豆鲜叶子十匹，捣泥绞汁去渣，调冷开水服下。

又可用新鲜的芋子，洗净，给患者先尝试，如不麻口，而觉得芋是微甜的，亦是真性霍乱症，则速把芋子吃一枚，速送医院。

十六、腹痛门

盲肠炎

【症状】 肚皮忽然绞痛，疼的位置在右侧接近骨盆的地方，也类似钟表七点钟的位置，用手按它更痛，是急性盲肠炎症。

【处方】 红藤一两　　败酱草四钱　　黄酒一两

水酒合煎二汁，和匀，分二次空心服下，小儿减半。痛止或疼痛减轻之后，请大夫诊治。

十七、疝气门

（一）疝气

【症状】 小肚皮痛，有偏左侧或偏右侧痛的区别，同时肾囊里面肿胀，肿大如拳。这类病小儿最多。

【处方】 炒小茴香一两 旱仙桃草二两 炒橘核一两 怀山药二两

小茴香、橘核，都用淡盐水浸透，晒干之后，再同三味研为细末。另用怀山药二两煮成稀浆糊，拌和三味药末，做成丸子，如绿豆大，晒干。每天早晚，空心服五十丸，用淡盐水冲吞。本方对右侧疝气无效。

小茴香即农村家种的小茴香。

橘核即橘子的核。

旱仙桃草（见附图14）是一种草药，分水旱两种，以旱仙桃为佳。旱仙桃生在坟园或土坎田边，高三至五寸。要在夏至节前后采取，因为它在夏至节前后，结子如桃，里面天生一条小虫，太早则虫未长成，如过了夏至节，则虫即咬破小口，飞出外面就没有效力了。

（二）睾丸肿胀

【症状】 睾丸肿胀或兼疼痛。

【处方】 无花果五十至一百枚

浓煎汤一大碗，分二次，空心服下。

十八、吐血门

（一）大吐不止

【症状】 凡大吐不止的血症，急服本方，以救危急，再请大夫处理。

【处方一】 鲜生地黄汁一两 炒大黄炭三钱 全当归一两 黄酒二两 童便一杯

先把生地黄切片捣烂如泥，绞汁，去渣，备用；另把全当归、炒大黄、黄酒三味，和水一盅合煎一小碗，约二十分钟，即将药汁倾入生地黄汁内，再加入童便一杯，调和均匀，将吐出的血含一口在嘴内，将血漱化，缓缓吞下，再继续服完药汁，即能止血。如没有鲜生地，改用干生地也可以代替。

【处方二】 鲜藕节八两 童便一杯

在农村里一时买不齐第一方，则可采用本方救急。服法：把鲜藕节洗净，捣泥，绞汁，去渣，将童便一杯调和缓缓服下，每天可服三次。

【处方三】 八角乌五钱　童便一杯

上述第一、二两方，如办不到，又可采用草药，八角乌的叶子煎汤二杯，临时调和童便，分二次空心服下。

八角乌（见附图15）系野生而变家种的草本，是宿根生的，叶子有八角，色青，有长柄，像蓖麻子叶。

(二) 久吐不止

【症状】 凡久吐不止的血症，痰中带血，或全吐鲜血，均可用本方。

【处方】 炒侧柏叶五钱　炮黑姜五钱　炒艾绒二钱　炒马屎八分

水煎二汁，和匀，再分二次，饭后一小时服。

侧柏叶是侧柏树的叶子。采下炒黄黑色为度。

炮黑姜是把母姜晒干之后，切片入锅炒成黑色的炭，中药店有成品，也可以自制。

炒艾绒是把艾叶晒干之后，用手一搓，把叶子搓烂，吹去粉末，只剩丝绒，再炒成黄黑色。

马屎，以白马屎为佳，取一坨才拉下来的，把它分开，入锅炒转，初炒臭气四溢，但炒到黄黑色时，会发出草香气味，即可取出备用了。

十九、水蛊门

【症状】 水蛊症最难治，腹大如鼓，有如抱瓮，按它下凹如泥的是水蛊症，按它下凹立刻还原的是水气各半的蛊症。小便不通，大便少，气紧，腹胀都可以用本方治疗。

【处方一】 鱼腹泡十个，洗去血污　虫笋干一两　红甘蔗头一尺长，打破
　　　　　猪蹄尖三寸一只

水炖一碗，分二次空心服，小儿用此分量，大人可加一倍。

鱼腹泡是鱼腹内的气泡，须洗干净，否则有血腥气，有些人吃了恶心，但气泡不可弄错了。

虫笋干，又名烟苞竹，是竹笋出土二三尺时，被虫咬伤致死的干竹笋。

红甘蔗头，是农村中的红甘蔗的根头部分，尤其以发了酵变成红色带有

马尿臭味的更有疗效。但不可错用了嫩尖梢，因为甘蔗嫩尖梢吃了使人脱肛。

猪蹄尖以前脚为佳，砍下三寸长的一段，把毛拔净，并把硬的外壳敲去，炖熟了，连肉也可以一同吃。注意：此症忌吃盐、红薯，犯则腹水又生，须忌一百二十天。

【处方二】 水蛊症如因第一方采备不齐，可用本方。

匹兰皮二两　冬瓜皮二两　萝卜子三钱

籴菜根二两　南瓜蒂五个　猪蹄五寸一只　水炖一大碗，做菜汤服。

服时去掉前五味药，只留猪蹄同吃，大人可以加一倍分量。

这五种药是农村常见而做菜吃的东西，不详细介绍了。

【处方三】 四瓣草四两　绍兴酒二两

合水煎二杯，分二次服，服后有微汗，连服三四天，腹水消减大半之后，改用乌骨鸡炖服，去草服汤和鸡肉，即不出微汗，一直吃到痊愈为止。

四瓣草又名田字草、四叶莲，生浅水田中，茎在水中，叶浮水面，一叶四瓣相连，茎微红，叶青。

【处方四】 大草鞋板五钱至一两　猪蹄五寸一只

加水炖烂，去药，连蹄带汤作汤菜空心服，小儿减半。

大草鞋板（见附图 16）是野生小灌木，叶如冬青，茎高二至三尺。

这个方可与四瓣草炖鸡交替着服用。

二十、大便门

（一）痔疮下血症

【症状】 大便时先下鲜血，后再下粪，肛门发热，坠胀，是痔疮下血症。

【处方】 黑木耳五钱　白糖一两

把黑木耳用温开水发胀，洗净之后，随意蘸白糖生吃，空心服用。

有些人服用后，大便泻一二次，有些人没有这个反应，有的也不必惊怪。

（二）肠溢出远血

【症状】 大便时先下粪，后下乌血，是肠溢出的远血。

【处方一】 鲜生地汁一两　地榆炭三钱　全当归一两　黑木耳五钱

生地黄捣汁，绞汁用，去渣。余三味合水煎二杯，和匀，分二次空心服下，孕妇不忌，小儿减半。

【处方二】　四瓣草一两　黑鱼八两一尾

黑鱼，又名柴鱼、七星鱼、乌鱼、乌棒。它全身乌黑，有鳞无甲，牛头凤尾，头上有七个小孔，服食家称它为"水厌"。采选八两重一尾，去肠杂，合四瓣草炖熟，约三十分钟，去草渣，服食鱼及汤。

（三）大便不通

【症状】　大便经常干燥，秘结不通，但没有其他的症状。

【处方一】　牛耳大黄三钱

水煎一杯，空心服，大便通了，不可再服。

牛耳大黄（见附图17）是草本，叶子长五六寸，阔二寸，有点像牛耳朵，色青，柄微白，用根。

【处方二】　甜杏仁五钱，研细　黑芝麻一两，炒研细　蜂蜜一两

三味调和，开水调冲，空心当点心服，最宜于老年人的便秘症。

二十一、小便门

小便不通

【症状】　小便闭胀不通。

【处方一】　车前草三棵，连子并用　竹叶心三十根

二味合煎浓汁一杯，空心服下，小儿减半。

【处方二】　白菊花根一把　黄酒一小杯

把新鲜的菊花根，采掘一把，洗净，捣泥，绞汁，冲兑黄酒服，小儿减半。如没有白菊花，红黄色也可以用。

二十二、痔漏门

痔漏

【症状】　肛门外面或里面生痔，下血或不下血，肿痛，硬胀。

【处方一】　猪苦胆三钱　冰片二厘　蜗牛五个　芒硝一钱，研细

把蜗牛的壳顶上穿个小孔，再把冰片少许塞入孔内，放瓷盘中，约二三十分钟，蜗牛化水流出，随即同猪苦胆、芒硝粉调和均匀，涂痔疮上，消肿止痛。如能用熊胆更好。此方系外用方，不可内服。

【处方二】　菟丝二两　黄酒四钱

加水一碗，炖至半碗，分二次空心服。孕妇忌服。

菟丝是蔓生的寄生科，寄生在野草上，结的子，叫菟丝子，认识的人很多。

【处方三】　猪鼻孔一两　芒硝二钱　马齿苋二两　见肿消五钱

四味水煎汤一小盆，先趁热熏，再温热洗，能消肿止痛，化痔软坚。此方系外用方。

见肿消（见附图18），是野生草本，可以移植家种，叶如桃叶，有大锯齿，色青红，梗亦青红。

二十三、小儿门

（一）麻疹

【症状】　期前高烧，眼泪，背着灯光看耳垂珠后面，隐隐现红点，同时手中指微冷，即是麻疹证候。当请大夫治疗，一面先用本方调护，预防变症。

【处方】　绿豆一两　赤豆一两　黄豆一两

三味煎汤一杯，当作茶喝，可以放点白糖。这汤不可久煎，只烧沸三五滚就行了，煎熟透了，没有效力。

（二）痘疹

【症状】　种了牛痘，天花就很少见了。如种了牛痘或发现水痘时，用此方调护，预防变症。

【处方】　绿豆一两　赤豆一两　黑豆一两

三味水煎，烧开滚三五沸就行了，水煎一大杯，当茶水喝。黑豆需用圆的。像腰形的，叫马料豆，不能入药。

（三）流口水

【症状】　小儿常流口水，或睡了流涎水。

【处方一】　芦荟一钱　黄连三分　薄荷三分　茯苓二钱
　　　　　　生草一钱　桑白皮一钱　清半夏三分

上药煎汤二杯，和匀，分二次空心服（即第一煎与落渣共煎二杯，和匀服用）。

【处方二】　黄柏二钱　党参一钱

上二味共研细末，敷于口内，每日敷三次，为外用药。

（四）尿白溺

【症状】　小儿尿出，一会儿变成米汤一样。

【处方】　鲜芹菜根十根，捣汁　红砂糖少许

把芹菜根洗净捣泥，绞汁，去渣，调点红砂糖兑服。

（五）夜啼

【症状】　小儿夜间啼哭，白天不哭。

【处方】　马齿苋五钱　竹叶心二十根　生姜一片

煎汤一小杯，少少喂下。

（六）吐乳

【症状】　小儿吐奶，不啼哭，但不熟睡，现烦躁的表情。

【处方】　黄连二分，竹叶心二十根

煎浓汁一小杯，少少喂下。

（七）遗尿

【症状】　小儿每夜遗尿，又无其他病象。

【处方】　夜关门草一两　白果仁一两，炒

　　　　　怀山药二两　土乌药一两　益智仁二两，淡盐水炒

白果仁、夜关门、土乌药、益智仁，四味共研细末；另用怀山药煮烂成糊做成丸剂如绿豆大，晒干。每日早晚用白开水冲吞二钱。

夜关门草（见附图19），叶青色，对生，叶如槐叶而尖小，白天叶张开，黑夜叶合拢。其余四味，中药店有成品，怀山药北方农村家种甚多，可以自备。

（八）童子痨症

【症状】　小儿至十三四岁，不论男女，无病消瘦。女的月经初来即闭，咳嗽潮热。

【处方】　高桐子根三钱　猪蹄一对

二味炖汤二大碗，当菜汤服。

（九）小儿疳积

【症状】　肚大，青筋暴露，四肢骨瘦如柴，潮烧。

【处方】　娃娃拳（见附图20）五钱　鸡骨草（见附图21）五钱　鲫鱼一尾

　　　　　猪蹄五寸一只

四味共煎汤，放点姜、葱调味，鲫鱼须洗去鳞杂，炖熟之后须去刺。

（十）小儿枯瘦

【症状】　小儿无啥病状，只是枯瘦。

【处方】 糯米草根一两,捣破　糯米一撮　粳米一撮

三味共熬成稀粥,当饭常吃,不出二月,必然长胖。糯米草是一种野生草药,蔓生藤红色,叶青对生,根部像红萝卜一样,皮鲜红,里面白色。

二十四、妇科门

(一) 子宫脱出症

【症状】 子宫脱出阴户之外,有时内收,劳累即脱下。

【处方】 棕榈根一两　猪里脊肉二条

二味洗净,共炖汤,去药渣,吃猪肉及汤,空心随时服,如没有里脊肉,改用精瘦肉代替也可以。

(二) 胎衣不下症

【症状】 产后胎衣不下,须用消毒麻绳将胎衣脐带系紧,急用本方。

【处方】 荷叶一张　红菱叶一把　芡实叶一张　黄酒一杯

四味加水共煎浓汁一大碗,分二次服下,隔一小时服一次。前三味如一时不可全得,任采两样也行,这三样东西,农村都易找到。

(三) 乳汁缺少

【症状】 产妇分娩之后,乳汁不行,或者乳汁过少。

【处方】 花生仁二两,生用去衣　奶浆藤五钱　王不留行三钱　猪蹄一对五寸长
葱白五根

五味共炖汤三大碗,分三次服,去王不留行及葱白,服花生仁、猪蹄及汤。

王不留行,又名对目草、禁宫花,根茎叶子都可用,是野生草本,中药店也有成品。

奶浆藤(见附图22)是野生藤科,根、茎、叶都用。

(四) 乳痈初起

【症状】 乳部痛胀红肿,内有硬核,红肿处发烧。

【处方一】 窖水一小桶

窖水是黄豆点了豆腐之后滤下的水,用水一小桶放入锅内文火熬煎,慢慢浓缩,熬成膏状,收存候冷,在乳部红肿之处,薄薄涂一层,每日涂擦三次。

【处方二】 金银花五钱　全当归五钱　蒲公英三钱

三味共煎二汁,和匀,分二次,饭后二小时服下。

金银花是农村常见的，它的藤子叫左转藤，又名忍冬藤，如没有开花，改用忍冬藤一两亦可。

(五) 白带症

【症状】 常下白色浊液，困乏无力。

【处方】 白鸡冠花一两　猪瘦肉二两　白胭脂花根一两

三味共煎汤，去药，服汤和肉，空心服下，可以放盐调味。

白鸡冠花（见附图 23）是家种的草本，色白，形如鸡冠。

白胭脂花（见附图 24）是野生草本，叶色青，尖圆有锯齿，茎有骨朵形，花白色如小喇叭。

按：红色入血分，不治白带，不可弄错了。

(六) 子宫颈发炎症

【症状】 阴道奇痒，子宫颈发炎糜烂。

【处方一】 白蒺藜七钱　赤芍二钱　生地（见附图 25）二钱　黄芩一钱半
　　　　　焦栀子一钱半　木通一钱半　泽泻一钱半　龙胆草一钱半

水煎二汁，和匀，分二次空心服。

这些药中药店有成品。如农村中有识药的人，也可以在野地采掘。

【处方二】 蛇床子三钱　苦参三钱　五倍子三钱　白矾五钱
　　　　　花椒三钱　葱白五根　白垩一两

水煎一小盆，去渣，澄清，候温热之后，用此药汁冲洗阴道及子宫，每天二次。

这药只限外用冲洗，不可内服。

白垩即白泥土。中药店没有成品，只有自行挖掘，如一时找不到白垩，不用也可以，疗效小些，多洗几次也行。

二十五、疮毒门

(一) 一切红肿疮毒

【症状】 不论何种疮毒限于红肿，疼痛，红肿处发烧，都可用此方。

【处方】 豆腐渣一团　菊花叶一把，鲜用　芙蓉叶或者芙蓉花一把，鲜用
紫花地丁一把，鲜用　生白矾三钱

各药共捣如泥，敷贴疮上，连红肿处一齐敷着，但必须注意，要把疮的

顶部，留一个通气小孔。

芙蓉（见附图 26）是一种木本，花有七心，色粉红，叶大如碗，有角，没有鲜的，干的也可以用。

紫花地丁，又名灯笼花、箭头草，花紫色单瓣，叶青，梗微红，叶长三四寸，阔一寸。

（二）疔疮

【症状】 疔疮有五种，一般常见的是水疔、红丝疔，疮小如米，根脚硬，未老先白头，疼痛异常，发热。有一种疔，症状同上，但有一缕红丝，从疮脚发出，向心脏循行。

【处方一】 蟑螂一个

蟑螂又名偷油婆，是一种昆虫，有些像秋蝉，触须很长，酱色，生活在厨房灶缝里、碗橱里。捉着之后，把它拦腰剪断，只用肚皮一段，像覆杯倒盖在疮上，早晚换一次，或者多捉着几个，共捣如泥，敷在疮上，但须把疔顶留个小孔，让它透气，流淌黄水。

【处方二】 苍耳子虫不拘数 麝香少许 芝麻油二两

先把芝麻油、麝香调匀，用瓶子装好，盖紧，再去找苍耳子虫，用活虫投入油瓶内，把虫淹浸着，储备待用。不论何种疔疮，即蘸油薄薄地涂在疔上，连红肿处全部涂遍。然后取出一条，圈围着疔疮的根部，再用白膏药穿小孔贴在外面保护着，或者用纱布、胶布贴着更好，每天换虫涂油一次。

苍耳子虫，是苍耳子梗里生的虫，夏秋时节采取，色白，约五分至一寸长。苍耳子是一种草本，结子如豆，外壳有刺。

【处方三】 金银花五钱 白菊花三钱 紫花地丁三钱

三味水煎浓汁一杯，一次服完，症势严重的可以每天吃二付，小儿减半。都配合外敷药用。

（三）肾囊风

【症状】 劳累出汗之后，不常洗澡，或者湿气重的人，容易生肾囊风，肾囊奇痒，时时发湿，又经常脱皮。

【处方】 生白矾三钱 炮黑姜一钱 花椒二钱

三味煎汤一大碗，洗涤肾囊，擦干之后，再用下面药粉撒擦：

生白矾五钱 炮黑姜一钱

二味共研细末。

(四) 漆疮

【症状】　有些人接近生漆，即全身生疮，发痒，面部更厉害，甚而红肿。

【处方】　韭菜叶一把

将新鲜韭菜叶，捣烂如泥，取汁涂抹肿痒之处。

(五) 瘰疬

【症状】　生在颈项两侧，甚至下连胸部，皮内生核，三五个不等，有些一连串长着，如果破了常流脓水，很难治好。

【处方一】　臭梧桐八两　绍兴酒二斤

二味浸泡，愈陈愈好，每次服一两药酒，饭后半小时服，小儿减半，每天服二次或三次，一料未痊愈，再服一料，未破者内消，已破者排脓自愈。

【处方二】　臭梧桐不拘量，研细　蜂蜜适量

把臭梧桐茎叶晒干之后，研细末，用瓶子收存备用，凡是瘰疬穿破了孔，流脓水证候，除一面照服药酒之外，另再加用本方外敷。即把臭梧桐粉，调蜂蜜，不干不湿，比做大饼的湿度稍湿些就合标准了。药调好之后，敷在已破的瘰疬周围，穿破处留个小孔，不可敷药，外用胶布、纱布护着，每天换一次药，一直到痊愈为止。

臭梧桐又名臭八仙、绣球花，叶子有些像紫苏，有浓烈臭气，花粉红色，很多细花攒簇一团，大如小碗，根茎叶全部入药。这药很容易繁殖，农村可以移植，可备而不用。

(六) 毛虫、蜂、蝎子螫毒

【症状】　凡是被毛虫或者蜂子、蝎子螫伤，伤处肿痛难受。

【处方】　蒲公英汁

把蒲公英连根部掘起，洗净泥土，再把根部折断，即有白浆流出，类似乳汁，即用这白浆涂擦螫伤中毒处，一天涂二三次。

(七) 蛇咬伤

【症状】　蛇咬中毒，伤处红肿疼痛，大毒的蛇咬了人，可以丧命的。

【处方一】　仙人对坐草一把　三七根一枚

鲜用捣泥，敷在伤处，被咬穿的伤口，须留小孔，两种药用一种也行。

仙人对坐草是野生草本，单叶子对生，形如汤匙，如像二人对坐着。

三七的品种有四种，中药铺有成品，野生山上到处都有，以云南、广西的象鼻三七最好。用干的三七粉也可以。

【处方二】 三七粉一钱　白芷粉一钱

二味合研成粉，温开水冲下，每天服一次或二次，空心服。

(八) 疯狗咬伤

【症状】 疯狗咬伤中毒之后，人发癫狂。考验方法：敲锣声，或用冷水浇淋，病人则畏缩害怕，所以又叫恐水症。

【处方】 白泥鳅串一两　紫竹根二两

二味熬汤二杯，分二次空心服，一直服好为止，最后用生黄豆给患者咀嚼，如觉得黄豆有生臭气味，是病已除根，若黄豆无生臭气味，是病根尚存，当再继续服药。

白泥鳅串见前注，不过必须用白泥鳅串，红的无效。

紫竹根，是紫竹的根子，如没有紫竹根，用花斑竹根代替也可以。实在没有办法，即用普通苦竹根。

如果咬伤处还未合口，可用白菊花叶、茎、根合捣如泥，敷在伤处，留一孔出气排水。

二十六、折伤门

(一) 筋骨折伤

【症状】 凡筋伤骨折，先把折断处折逗好，再敷本方，如不会接逗，可以把伤折处扶正，敷药后送医院处理。

【处方一】 杠炭适量，烧红　红砂糖适量

先把杠炭烧红，放入石臼内，同时加入杠炭三分之一比例的红砂糖，急速捣杵如泥，趁热敷在折缝处，外用绷带扎紧，隔一天换药一次，这处方简便易行；如会接逗手术，疗效很好，不可轻视它。

【处方二】 见肿消适量

鲜捣如泥，敷伤处，包扎好。干的研末调红砂糖敷。

【处方三】 芙蓉叶适量

和红砂糖捣泥，敷伤处，包扎好。

【处方四】 紫荆树皮适量

加红砂糖捣泥，如系干皮则研细末调红砂糖，敷伤处，包扎好。

【处方五】　旱仙桃草八两　黄酒二斤

二味泡浸，愈陈愈好。每次服药酒一两，每天服二次，折伤在下肢的空心服，在上肢的饭后半小时服。统治一切折伤甚效。

（二）刀斧伤

【症状】　一切刀斧割伤、砍伤，凡是出血的新伤，用这处方，止血定痛，生肌合口，而且可以预防破伤风细菌的感染。

【处方一】　夜关门草适量

平时先把夜关门草阴干，研成极细末，备用，一旦有出血外伤，即将药末大量地撒堆在伤口处，同时用绷带扎紧，任何刀斧伤只用一次即可痊愈，不用二次。

【处方二】　金毛狗脊适量

小型的刀斧伤，用金毛狗脊附生的绒毛，拔下贴上，无须包扎，即能止血合口。

金毛狗脊生在山崖上，叶如凤尾，根部便生金黄色的绒毛，形如小狗。止血用毛，毛拔了之后，即喷点烧酒在狗脊上，又会长毛，采掘一个，存放家中，长期可用。

【处方三】　蒲黄适量

功用同上，将蒲黄粉剥下，在锅内炒成黄黑色，撒在伤口上。

蒲黄又名水蜡烛，生在浅水中，叶如灯草，抽穗一茎直上，穗端结粉如蜡烛。

【处方四】　壁钱三五个

功用同上，把壁钱重叠起来，贴在伤口上。

壁钱生在庭园墙角转弯处，或门窗后面黑暗处，色白如钱，粘贴在墙壁上，揭下壁钱，里面有个蜘蛛伏着，名叫壁虎。

【处方五】　刘寄奴适量，研末

撒在出血伤口上，包扎好。

刘寄奴（见附图27）是草本野生，中药店有成品。

二十七、烫火伤门

【症状】　凡一切水烫火伤，红肿疼痛，或脱皮起泡。切忌冷水浸洗。

【处方一】 陈年石灰一两　生大黄一两　鸡蛋清适量

将陈年老石灰和生大黄共研细末，适量取用，以鸡蛋清调成稀糊，涂在伤处。

【处方二】 桤木根皮适量，研细

把桤木根的皮，剥下晒干研细，没有破皮的调芝麻油成稀糊，薄薄地涂上一层。如已破皮流黄水，则先用桤木根皮二三两，煎浓汤一大碗，候温冷淋洗，再涂油剂。

桤木树是一种乔木，树干皮色类似于桃叶，叶子类似青杠但稍小些，成都平原及广东很多。

【处方三】 地榆适量，研细　甜面酱适量

把地榆研成粉末，用甜面酱调成糊，涂在伤处。

地榆是木本，用它的皮，中药店有成品。

【处方四】 仙人掌适量

仙人掌去刺，用刀切断，取用流出的汁水，涂抹伤处。

仙人掌是花房里中的观赏盆景，各地都有。

二十八、预防门

(一) 预防瘟疫传染病

【处方】 金银花五钱　绿豆二两　白糖适量

先熬绿豆，煮烂熟之后，再加入金银花，熬五至十分钟，把金银花捞去，调白糖当点心服下，可以预防一切瘟毒传染病。

(二) 预防中湿病

【处方】 冬瓜皮二两　黄豆芽四两

把二味炖汤，加盐调味，作菜汤服。随时服用此方，可以预防中湿。冬瓜连皮带肉做汤也很好。

(三) 预防中暑

【处方一】 青蒿二钱　桑叶三钱

把二味煎汤当茶喝，夏天暑气太盛，服此可以解暑，或者另服下方。

【处方二】 乌梅十枚　红砂糖适量　大红枣十个

三味煎汤，酸甜可口，当茶喝，可以生津止渴，预防中暑，或者服下方。

【处方三】 银花荷叶露一杯　蜂蜜适量

把金银花和荷叶，鲜的最好，不拘分量，把二味用蒸馏器做成蒸馏水，即是银花荷叶露了，冷后调蜂蜜随意喝。

（四）预防生蛔虫

【处方】香榧子五钱，炒　使君子五钱，炒

把二味炒香，每半月空心服一次，有蛔虫杀蛔虫，没蛔虫能预防，小儿尤宜服用。

香榧子和使君子都是果子，平时摊头有炒好贩卖的，中药店也有成品，农村也出产。

（五）预防伤寒

【处方】鲜生姜五钱，捣　红砂糖适量

把二味合炖汤一碗，一次服完。凡冬季冒着风雪出面，回家之后，即服此方，可以预防伤寒。

（六）预防一贯小产

【处方】焦白术四两　党参二两　当归二两　熟地二两　醋炒香附子二两　酒炒黄芩二两　续断一两半　盐杜仲一两半

共研细末，糯米糊为丸，绿豆大，晒干。受孕之后，即每天服二次，每次一至二钱，白开水冲吞。凡孕妇受胎怀孕之后，每每小产，服此方可以预防。

（七）预防受胎（避孕）

【处方】鸬鹚蛋二个　食盐少许

把鸬鹚蛋敲开，水煮荷包蛋，放盐少许，在月经干净后的第一天，开始服食，连吃七天，可以避孕。做成蒸的芙蓉蛋也行。鸬鹚又名鱼老鸹，即打鱼船上养的鱼鹰，二三月间生蛋。

（八）预防痘疹抓烂成麻面皮

【处方】黄豆壳一两　黑豆壳一两　人中白一两，煅研　芝麻油适量

把黄豆、黑豆的皮壳用冷水浸后，退剥下来，在炒锅内炒黑焦存性。又把人中白在杠炭火上用砂锅装着煅炼一遍，以烟尽为度，然后三味研细末，装瓶备用。用时适量地调芝麻油，如稀糊为标准，用来涂擦抓破烂的痘疹，痊愈后即无疤痕。人中白中药店有成品，即尿垢。

（九）预防眼疾

【处方】白菊花三钱　明镜草三钱

二味共煎汤一杯，先趁热气熏眼，候温冷再洗眼。凡在太阳光下工作太久，或在强烈灯光下用目过久，休息时用此方，可以预防视力减退。

明镜草，又名移星草，采用生在兰花盆里的为最好。

二十九、救急门

(一) 鼻衄血

凡鼻衄血，除服药、塞药之外，为了救急止血，可用此法。叫患者平身正立，把背脊、头、腿，都笔直地靠墙壁贴着，如系左鼻孔流血，即把右手举起笔直朝天；如系右鼻孔流血，则把左手举起笔直朝天；如两个鼻孔皆出血，则把左右两只手都一齐上举，约几分钟之后，鼻血不出了，再把手放下。同时可以塞石榴花，冷水打湿后颈窠，服白茅根等药。

(二) 昏仆不知人事

夏天中了暑热，忽然昏仆于地，不知人事，不可乱动乱抬，必须轻轻地抱着患者背和臀部，移在凉爽通风的地方，把患者平放床上，或者木板上，平铺仰面安睡。随即用食指把人中掐着，再用酒精消过毒的针，在中指的尖端顶上刺入二分或三分深，并用手勒出血。如果刺不出血，或出的是淡黄水，则是有危险的征兆，急请大夫处理。

(三) 鱼刺咽喉

大人小孩吃鱼，偶尔不小心把细小的鱼刺咽下，刺在喉咙里，上下两难。急食鲜青果，慢慢地在嘴里咀嚼，把唾液咽下，鱼刺即慢慢软化，再吃青菜、豆芽、韭菜一类东西，鱼刺即容易下咽了。如无新鲜青果，改用中药铺干的藏青果也可以的。

(四) 飞沙入眼

凡风吹灰沙入眼，不可用手揉弄被眯的眼睛，急将眼皮上下分开，对准大眼角，吹几口气，把眼泪水吹出为度。再把手指裹着干净手巾，相反地在好眼睛上轻揉着，则灰沙自然随着眼泪流出了。

(五) 铜钱误吞入腹

小儿玩弄铜钱及五金一类小玩意儿，误吞入腹，急食炒韭菜及鲜荸荠，即容易拉出。

(六) 从高处下跌折伤和昏厥

从高处跌下，伤及脏腑，因而昏厥，外面手、足、头、肋折伤。一面参考折伤筋骨门治法，用药包扎，同时急用热童便一大杯，缓缓灌下。如牙关紧闭，先用乌梅一个，蘸水擦牙齿，再用竹木筷子，轻轻撬开牙关，再灌童便，使患者平安静卧，候其醒转，再送医院。尤须注意撬牙不可用铁器。

(七) 大人小儿失足落水

凡落水淹溺，气闭将死，急将病者横搭牛背上，脊背朝天，面腹向地，慢慢牵牛绕着圆圈走，使肺部及腹腔里的水流出来，把人救转，再送医院。

如一时没有牛，用人趴在地下，用背驮着病者，仿佛牛那样爬行着也能收效。

(八) 缩阴症

冬天寒气中人，或者人体素虚，每每发生缩阴症。其症忽然发作，阴茎和睾丸急向小腹皮里抽缩，如像扭绳子似的；小肚皮同时急疼，面色惨白，生命马上发生危险。把病者仰卧，急用棉花球一个，用一人持球抵住肛门，一点不可放松，再用一人急抓食盐一茶杯，米一小碗，在锅内炒黄而滚热，再用绒毛巾包着盐米，在小肚皮上缓缓熨着，一面急煎浓茶一杯，或生姜二两、葱头十根，煎浓汤一杯，都放点红砂糖，趁热服下，一直救转来，才可松手，一面请大夫急诊。

(九) 救治冻伤

冬季手足受寒，发生冻伤的切忌用手去抓，可用鲜生姜用湿纸包着，在火里煨熟，再去包纸，把生姜切开，挤出汁水，轻轻涂在冻伤之处，即可止痒止疼，消肿祛寒。或者用鹿角霜研细粉，调水敷在冻伤处。如已破皮溃烂，则用芝麻油调鹿角霜粉，薄薄地涂上一层，用白膏药或者纱布包裹，每天换一次。鹿角霜中药店有成品。

(十) 小儿急惊风和客忤

小儿忽然倒地，眼睛上翻，叫作客忤，或者因发烧而忽然惊风，一时请大夫来不及，可急用子午莲花三至七朵，浓煎汤一碗，缓缓灌下。

子午莲花，平时花不开放，只在子午二时开花，比一般莲花小些，有白、黄、红、金边四种，以白黄两种为佳，鲜干都可用。我们山西晋祠池塘里所种的即是白色子午莲花。

如果小儿平时常发这个证候，可以在稻田中去捉七到十四个蚱蜢，去头足翅，在锅里炒香炒黄，再研细粉，空心一次服下，用温开水冲下，服后吐出痰涎，即不再发，如服后不吐呕痰涎，当再服二次或三次。

（十一）虫入耳中

不拘哪一种小虫，钻入耳中，不可去弄它，只用手掌相反地拍着没有虫的耳朵，虫自会爬出来。

（十二）蹲坐久了脚发麻

坐炕盘腿，或者坐久了，双足发麻，急把鞋穿上，可用一根小铁条，或竹筷、剪刀、钢笔、尺子一类的东西，总以顺手取到为原则，把它插入鞋内，但需注意要插在脚大趾与后跟的中央，即脚心对着的边缘处有一个枣核似的小骨头。对准这块小骨插入鞋内，立刻可以止麻，恢复行走。

（十三）救急破伤风

农村中因外伤感染风毒，以致发生痉挛抽搐，角弓反张，牙关紧闭等危险症状，除请大夫急诊之外，速服下方救急，每收奇效。

蝉蜕三钱　明天麻三钱　炒荆芥三钱　防风三钱

党参一两　朱茯苓五钱　炙甘草一钱　炒栀壳三钱

苦桔梗二钱　柴胡三钱　前胡三钱　羌活三钱

独活三钱　川芎三钱　全蝎五分　金银花五钱

大力子三钱

共煎二汁，共得二茶杯，二汁和匀，分二次灌下，四小时内，把二杯服完。

三十、百日咳门

【症状】　小儿因感冒风寒之后，久咳不愈，咳时吐白沫，气急，饮食减少，连续三四个月。

【处方】　铁线透骨消草三钱　鸭蛋一个　红砂糖一汤匙

把透骨消草（鲜的六钱，干的用三钱）先煎汤半小碗，另外把鸭蛋打散，候汤药煎好，随即把药冲入鸭蛋碗里，像一般家常吃冲蛋花的方法，再加入红糖，调和空心服，每天早晚各服一次。

透骨消是蔓生草本，宿根生，茎方，形如铁丝，故名铁线透骨消。叶子如小铜钱，四周有锯齿，霜降节后叶子部分变红，茎则全部变红，故又名红透骨消草，其实是一种东西。生在阴湿的地方。

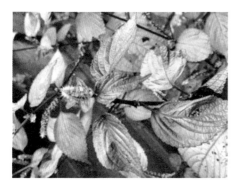

附图 1：紫苏（拍摄于峨眉山伏虎寺）

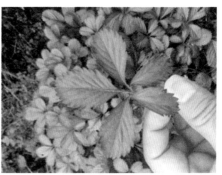

附图 2：五匹风

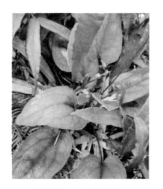

附图 3：兔耳风

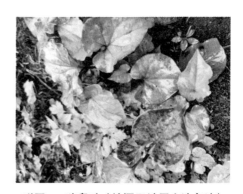

附图 4：猪鼻孔（拍摄于峨眉山洗象池）

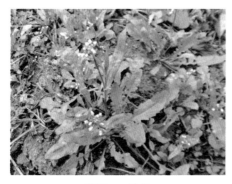

附图 5：荠菜

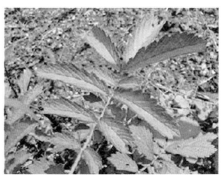

附图 6：龙芽草

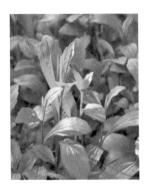

附图 7：泥鳅串

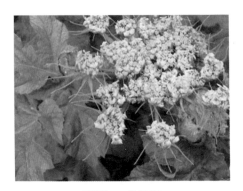

附图 8：法罗海

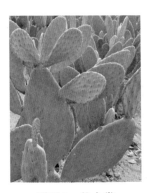

附图 9：仙人掌

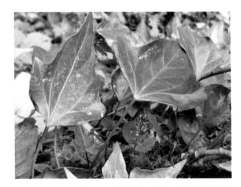

附图 10：三角风（拍摄于峨眉山仙皇台）

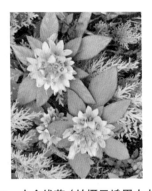

附图 11：大金钱草（拍摄于峨眉山九龙坪）

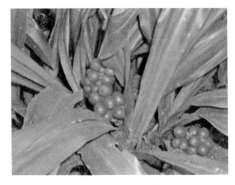

附图 12：万年青

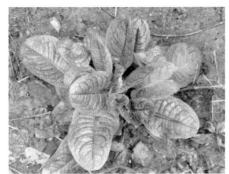

附图13：金不换

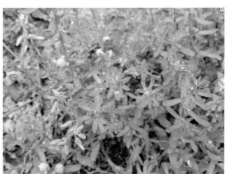

附图14：旱仙桃草

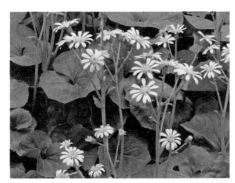

附图15：八角乌

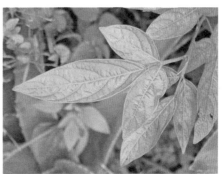

附图16：大草鞋板

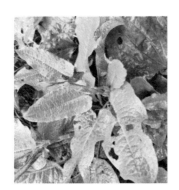

附图17：牛耳大黄（拍摄于峨眉山洗象池）

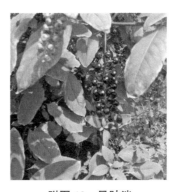

附图18：见肿消

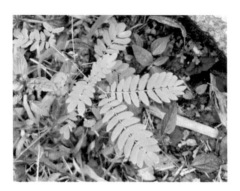

附图 19：夜关门草（拍摄于峨眉山虎溪）

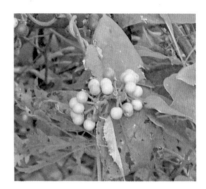

附图 20：娃娃拳

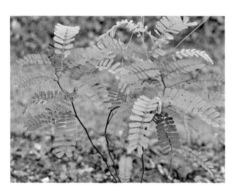

附图 21：鸡骨草

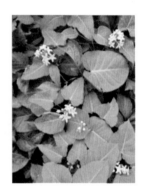

附图 22：奶浆藤

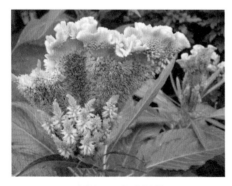

附图 23：白鸡冠花

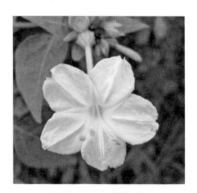

附图 24：白胭脂花

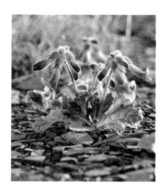

附图 25：生地

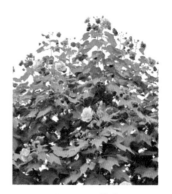

附图 26：芙蓉

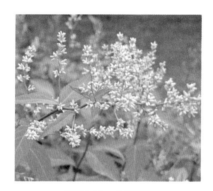

附图 27：刘寄奴

峨眉医学"白云法脉冰雪传承"概述

峨眉医学初祖白云祖师，又称白云禅师。据相关资料记载，自南宋末年白云祖师起，峨山金顶修筑冰雪庵为传承、潜修之所，故峨眉医学传承体系又称"白云法脉，冰雪传承"。

峨眉医学二至十代：自白云祖师起，峨眉医学历代宗师和门人皆在峨眉绝顶冰雪庵修行，据已有资料显示，第五代寒杉长老与武当董真人有过交流。

传钵长老曾住锡冰雪庵。刘君泽《峨眉伽蓝记》："明月庵西下七里有冰雪庵，传钵上人坐茅处也"。南怀瑾先生在《大圆满禅定休息简说》中有说："我年轻时，在峨眉山上住，有个和尚朋友告诉我，他在峨眉山的最高峰冰雪岩专修的一段轶事。山上一年到头都是冰雪，这个地方很好，四面有水，山高水深，流水很大，是由雪山上融化下来的水。山上有如一个小岛一样，传钵老和尚在此盖一个茅棚。传钵老和尚与虚云老和尚齐名，都是禅宗的泰斗。"这里说的冰雪岩应为冰雪庵，四川峨眉山方言两字发音类似。

果瑶法师曾住锡冰雪庵。《果瑶法师塔铭》载："（果瑶法师）晚傍金顶，筑冰雪庵，闭关精进。"

峨眉医学十一代：永严法师。2016年寻访到时年95岁的民国时期在峨眉山金顶修行的永贤法师，曾回忆幼年协助师兄永严法师修葺冰雪庵的历史和冰雪庵茅棚的结构特点。

峨眉医学十二代：周潜川医师。持有"白云法脉"印信和"峨眉金顶冰雪庵十二代衣钵嫡传"印信，号镇健。

周潜川医师后学的传承情况他文另述，详见《峨眉医学白云法脉冰雪传承研究》。

后　记

━━━━━━━━━◇◇◇━━━━━━━━━

在"峨眉医学流派丛书"的第一部书稿——《周潜川方药养生文集》即将付梓出版之际，恰逢周潜川医师诞辰两甲子。遥想青年周公，神姿高彻，于社会情境变革动荡云谲波诡之时，仁心从医，承继绝学，以中医师之业成就了自己传奇的一生，后学万分敬仰。

潜川先生早年身患重病，因缘际会，得遇峨眉高僧永严法师，力起沉疴，遂于1940年追随永严法师入蜀山，于峨眉绝顶苦学多年，尽得峨眉医学之精髓。下山后，课徒讲学，悬壶济世，尤其在新中国成立后，将所学峨眉医学整理出版，传诸后世。因校订文集之便，我们有幸得见周潜川医师当年手撰文稿，字迹工整挺拔，行文字斟句酌，凡修改之处，皆用朱笔以示区别，其对患者之关切，治学之严谨，对后学者殷殷之期盼，于此可见一斑。

在校订过程中，思绪常常从精彩的医学论述中神驰，飞向冰雪覆盖的峨眉之巅，先贤们是如何在冰天雪地中生活的，他们的房子什么样，他们的食物从哪里来，他们是不是要经常在山上寻找草药……如此精彩绝伦、富于传奇的人生是从何开始，因何展开，以及结束时可有遗憾、可有希冀。每每想到这些，兴奋奔逸的心情竟与初读武侠名著时并无二致。

一日，偶然在整理的文献中发现潜川医师的一首小诗：

口占寄但老 [1]

青羊花市访君侯，指点忘忧 [2] 望上游。

我品百花推第一，老来红 [3] 出古荣州。

━━━━━━━━━

1　本诗参见彩图 7。
2　忘忧指忘忧草。
3　老来红，是一种花卉。

在向周潜川医师的子女求证之后得知，但老就是但懋辛[1]，1961年潜川先生赴四川考察中草药，曾与其在成都会面，后来但老还回赠给潜川先生一首诗。

有怀次韵潜川医师见寄

风光随处便开颜，

不管年增鬓发斑。

问学求知无尽藏，

专心致志会灵山。

凭他井底观天象，

自我床头欹枕眠。

稳坐鱼矶休失脚，

手轮日月任回环。

天涯海角漫潮音，

知己良难路碎琴。

东主是非持正义，

西邻现实择黄金。

破除假象明真象，

印证同心辨异心。

世间出入无差别，

世外桃源何处寻。

应和之间，两位贤者彼此惺惺相惜之意跃然纸上。子在川上曰："逝者如斯夫，不舍昼夜。"时代巨轮，不曾为任何人停摆，古往今来，多少珍贵经典、无双技艺，或毁于天灾人祸，或绝于后继无人。峨眉医学，诚医家之瑰宝，今日可再与读者见面，实前辈先贤，历尽艰辛，殚精竭虑之结果。望所有峨眉后学，不负前辈之厚望，宝之重之，存续之，发扬之，使其继续为人类的健康事业做出贡献。

---

[1] 但懋辛（1884—1965），四川荣县人，中国同盟会早期会员。

52检

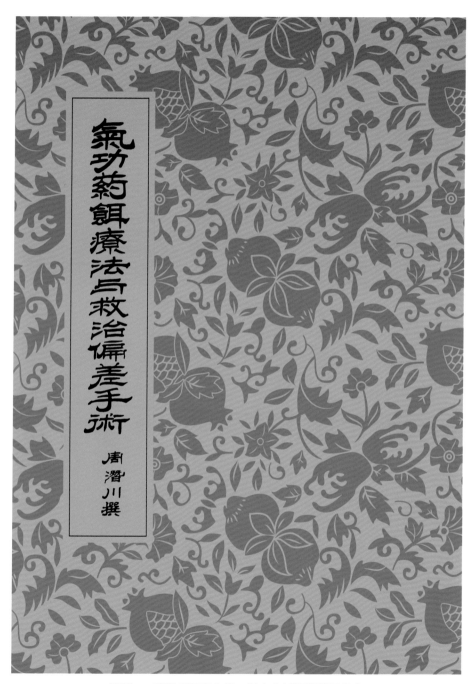

彩图 1 周潜川医师为第一版亲定封面并撰写书名

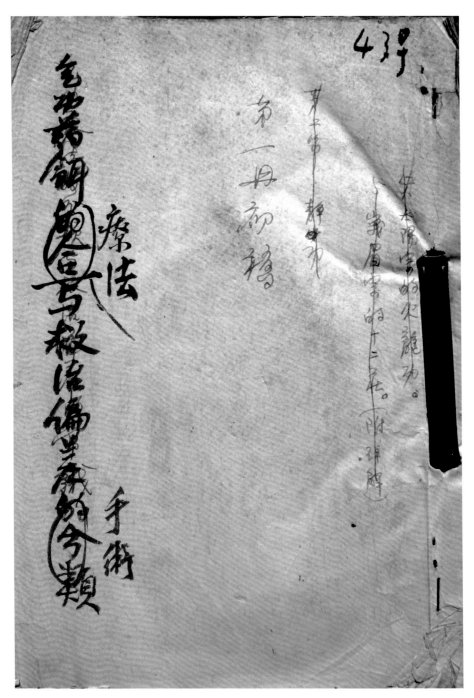

彩图 2 本书手稿

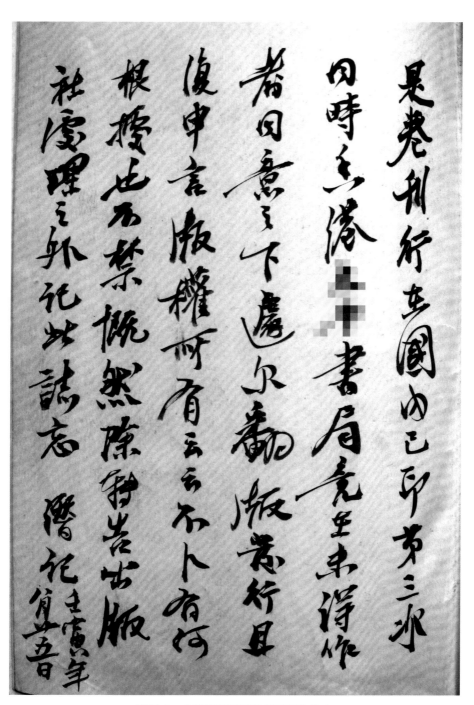

彩图3　本节出版后周潜川医师朱批志

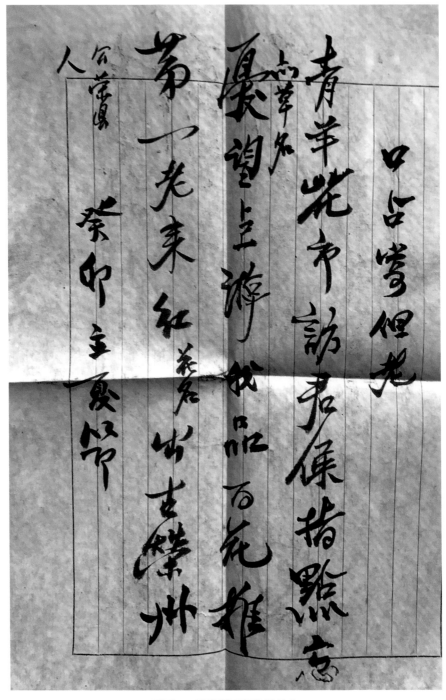

彩图 4　周潜川医师朱笔诗集

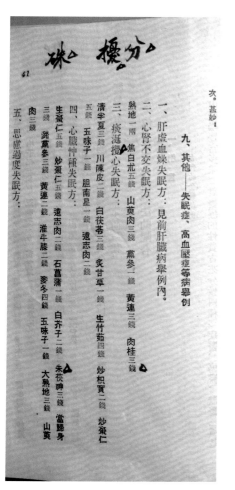

右页（彩图6，第79页）：

看小麥火候以「爆肚皮」爲度。這意思是指小麥煮到半生半熟了，它的分子已起了分裂現象，每粒小麥都破皮現出了一絲絲的白粉色。立卽把它連湯取出。經過竹希箕濾過，濾去湯水。只用濾乾了的半生半熟小麥。同時把麻油下鍋炒火腿肉丁和雪裏紅酸菜末，卽時放入小麥，把它鏟翻均勻。麻油被肉菜吸收了，然後把它鏟平，再用瓢或碗從周圍澆灌一大碗清水進去。另用竹筷子一雙，在麥飯鍋裏直插十至二十個小孔。端正插到鍋底爲度。最後把鍋蓋蓋緊密不可使漏氣迪用之通氣，否則麥飯會「夾生」而不香熟了。用文火緩緩的烘三十分鐘，聞得香氣四溢，又側耳細聽。聽得鍋內沒有水氣聲。但聽到鍋內微微發出「喳！喳！」的焦脆音，開始脆食，隨量細嚼慢呑。這火候就到了佳了，而麥飯大功告成，啓蓋之後，再將麥飯全部炒翻。開始服食。不宜配油膩的東西。

乙：燜頭蒸麥飯作法。比較簡單些，先把小麥淘淨，拌和火腿肉丁，雪裏紅酸菜燜頭蒸的方法。再配合一碗「鷄鴨火腿鮮笋湯」，妙不可言。

左页（彩图5，第41页）：

九、其他——失眠症、高血壓症等病舉例

一、肝虛血燥失眠方：見前肝臟病舉例內。

二、心腎不交失眠方：
熟地一兩　焦白朮五錢　山萸肉三錢　棗參一錢　黃連三錢　肉桂三錢

三、痰涎攪心失眠方：
清半夏三錢　川陳皮二錢　白茯苓三錢　炙甘草一錢　生竹茹四錢　炒枳實二錢　炒發仁

四、心臟怔忡種失眠方：
五味子一錢　膽南星一錢　遠志肉二錢

五、思慮過度失眠方：
生棗仁五錢　炒棗仁五錢　遠志肉二錢　石菖蒲二錢　白芥子二錢　朱茯神三錢　當歸身三錢　潞黨參三錢　黃連二錢　淮牛膝二錢　麥冬四錢　玉味子一錢　大熟地三錢　山萸肉三錢

彩图 5　周潜川医师朱批修订　　　彩图 6　周潜川医师朱批修订

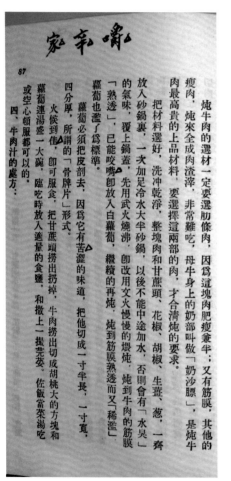

彩图 7　周潜川医师朱批修订

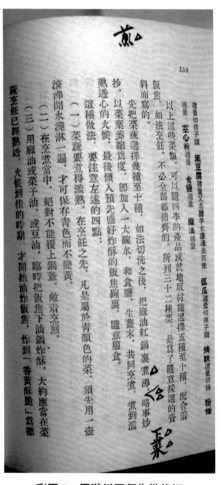

彩图 8　周潜川医师朱批修订

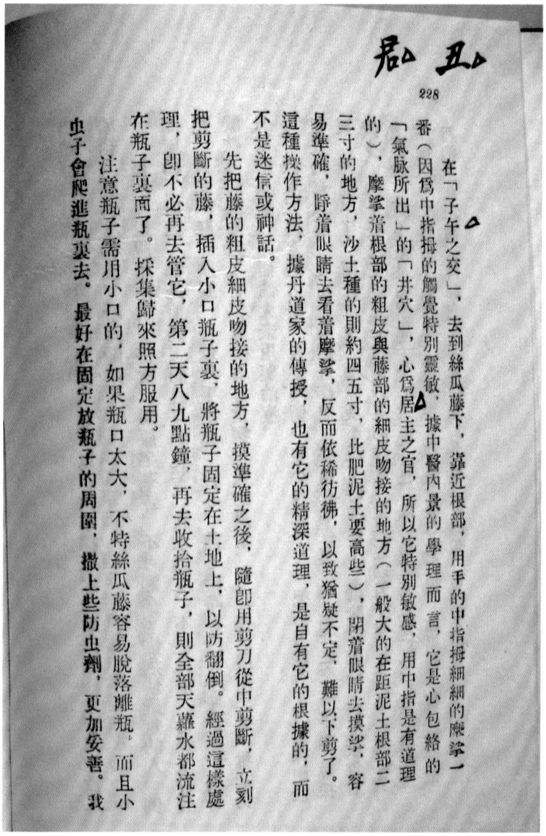

君 丑
228

在「子午之交」，去到絲瓜藤下，靠近根部，用手的中指揣細細的摸索一番（因爲中指揣的觸覺特別靈敏，據中醫內景的學理而言，它是心包絡的「氣脈所出」的「井穴」，心爲居主之官，所以它特別敏感。用中指是有道理的），摸摩着根部的粗皮與藤部的細皮吻接的地方（一般大的在距泥土根部二三寸的地方，沙土種的則約四五寸，比肥泥土要高些）閉着眼睛去摸索，容易準確，睜着眼睛去看着摸索，反而依稀彷彿，以致猶疑不定，難以下剪了。

這種摸作方法，據丹道家的傳授，也有它的精深道理，是自有它的根據的，而不是迷信或神話。

先把藤的粗皮細皮吻接的地方，摸準確之後，隨即用剪刀從中剪斷，立刻把剪斷的藤，插入小口瓶子裏，將瓶子固定在土地上，以防翻倒。經過這樣處理，即不必再去管它，第二天八九點鐘，再去收拾瓶子，則全部天蘿水都流注在瓶子裏面了。採集歸來照方服用。

注意瓶子需用小口的。如果瓶口太大，不特絲瓜藤容易脫落離瓶，而且小虫子會爬進瓶裏去。最好在固定放瓶子的周圍，撒上些防虫劑，更加妥善。我

彩图9　周潜川医师朱批修订

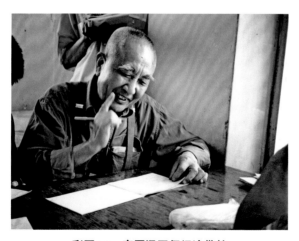

彩图10　廖厚泽医师门诊带教

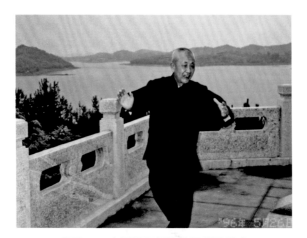

彩图 11　廖厚泽医师演练医学导引术

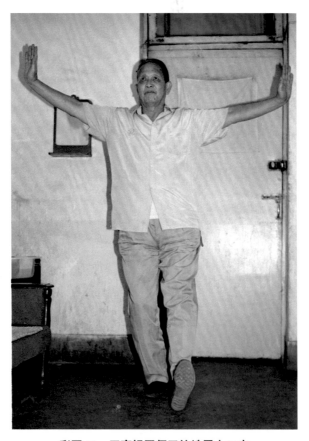

彩图 12　王高银医师习练峨眉十二庄